HANSER BERLIN

LEBEN

Elke Heidenreich

ALTERN

Hanser Berlin

17. Auflage 2025

ISBN 978-3-446-27964-3

Kolbergerstraße 22 | 81679 München | info@hanser.de

Umschlaggestaltung: Anzinger und Rasp, München
Motiv: © Archivart/Alamy Stock Foto
Satz: Satz für Satz, Wangen im Allgäu
Druck und Bindung: GGP Media GmbH, Pößneck
Printed in Germany

FSC
www.fsc.org
MIX
Papier | Fördert
gute Waldnutzung
FSC® C014496

Ich widme dieses Buch mit Dank und Liebe meiner Freundin Elisabeth von Borries, die, während ich es schreibe, im 106. Lebensjahr ist und mir, als ich ein unglücklicher Teenager war, Liebe gab, Wärme, ein Nest.

Cicero, De senectute: *»Mir jedenfalls war die Abfassung dieses Buches so angenehm, dass sie nicht nur sämtliche Beschwerden des Alters beseitigt, sondern das Alter sogar behaglich und angenehm gemacht hat.«*

Ich habe mein Leben komplett in den Sand gesetzt.

Geboren wurde ich noch im Krieg, meine Eltern waren keine netten Leute, und ich war kein nettes Kind. Als die Konflikte unerträglich wurden, kam ich zu Pflegeeltern in ein ebenso gefühlskaltes wie intellektuelles evangelisches Pfarrhaus, Diskussionen am Abendbrottisch über Heidegger und Habermas. Klavierstunden, Nachhilfe in Mathematik, Abitur. Studium nach zwölf Semestern abgebrochen, langer Krankenhausaufenthalt: Lungenoperation. Die Ärzte gaben mir noch fünf Jahre. Klar, ich hatte seit Jahren Kette geraucht. Danach erste, zu frühe Heirat, nach wenigen Jahren Scheidung. Zweite Heirat, nach fünfundzwanzig Jahren Trennung, nach zweiundvierzig Jahren dann die zweite Scheidung. Krankenhaus: Krebs. Klar, falsches Leben. Fürs Fernsehen gearbeitet, und die beste Sendung, die ich je gemacht habe – die Buchsendung »Lesen!« – in den Sand gesetzt, weil ich das ZDF einen kulturlosen Haufen genannt habe, raus war ich. Umzug nach Köln, das damals aufregend war und heute zur Provinz verkommen ist. Hier sitz ich jetzt, bin achtzig und kann nachts nicht schlafen und denke: wie lange geht das wohl noch so weiter?

Ich hatte ein unfassbar wunderbares Leben.

Von den zwei Jahren Krieg am Anfang meines Lebens habe ich kaum noch etwas mitgekriegt, und meine Eltern liebten mich, obwohl sie mit Deutschlands Wiederaufbau und ihrer zerbrochenen Ehe ziemlich überfordert waren. Ich blieb weitgehend mir selbst überlassen und war dabei, ein bisschen zu verlottern, als mein Konfirmationspfarrer eingriff und mich mit nach Bonn nahm. Großes Pfarrhaus, Bildung, Bücher, Klavierunterricht, 1a Abitur und Studium. Schwere Krankheit überwunden, netten klugen Mann geheiratet, aber wir waren zu jung, sind Freunde bis heute. Meine zweite Ehe hielt sehr lange, nach der Trennung Zusammenleben mit einem hochbegabten, wenn auch sehr komplizierten Musiker, sehr viel jünger als ich. Schöne Arbeit beim Fernsehen, viel Geld verdient, erfolgreiche »Lesen!«-Sendung gemacht, aber wegen totaler Erschöpfung schließlich abgebrochen. Schönes Haus, gute Freunde, netter Hund, keine Sorgen, achtzig ist kein Problem, und wenn ich nachts wach liege, bin ich dankbar, für alles, für ein so langes Leben in einem demokratischen Land ohne Krieg.

So.

Und nun suchen Sie sich aus diesen zwei Lebensversionen doch bitte eine aus.

Zu ergänzen wäre, um es komplett zu machen, dass ich mein Leben lang zu viel geraucht, zu viel getrunken habe und zu leichtsinnig schnell früher Motorrad, später Auto gefahren bin, ich habe nie wirklich irgendeinen Sport betrieben, habe kein Talent zu sexueller Treue und war also nicht besonders gut zur Ehe geeignet. Ich habe zig Bestseller geschrieben, bin also sorgenfrei, was ganz wunderbar ist, und da sitz ich jetzt in einem Haus voller Bücher und denke: ist doch ein großartiges Leben.

Ja, und dann das Alter. Wieso das denn? Seit wann? Wo kommt denn das auf einmal her? Warum?

Eins wollen wir mal klarstellen: eine Frau, die – wie ich – nie Mutter wurde (ich wollte nicht, ein Abbruch in sehr jungen Jahren), die also auch nicht Großmutter sein muss oder darf, die immer nur ihr eigenes Leben leben kann und konnte, die altert naturgemäß anders als jemand im Familienverbund. Es ist ein ganz anderer Lebensentwurf. Und ganz andere Leben haben auch ganz andere Alter. Mütter haben im Alter Kinder, die sich unter Umständen kümmern, die finanziell und praktisch helfen. Hab ich nicht. Meine Kindheit war trostlos, meine Eltern waren unglücklich und machten mich zu einem lästigen, unglücklichen Kind. Und darum war mir schon ganz früh klar: so wollte ich nicht werden, nicht so eine überforderte Mutter, ich wollte kein Kind haben – ich würde es wahrscheinlich auch ständig ohrfeigen, so wie ich ständig geohrfeigt wurde. Irgendetwas in mir hat sich einer eigenen Familie schon sehr früh und sehr gründlich verschlossen. Das Wort, das mir immer mehr Angst machte als Krankheit, Unglück, Trennung, das ist das Wort Abhängigkeit. Ich war nie abhängig von irgendeinem Partner. Ich habe immer für mich selbst gesorgt und werde das bis zuletzt tun, wenn es sein muss, mit bezahlter Pflege, möglichst im eigenen Haus. Also: kein Aufgefangen werden von Familie, ich habe keine Familie, und mein Lebenspartner ist achtundzwanzig Jahre jünger als ich, ein weltfremder Künstler, der eignet sich nicht zum Pfleger. So sieht's aus.

Was macht das jetzt mit mir, das Alter?

Ich habe keine Ahnung. Ich weiß nur: ich stelle mich ihm, ich verleugne es nicht, ich versuche nicht jünger zu wirken, als ich bin. Und ich finde schon gar nicht, dass das Leben im Alter weniger wert ist.

Vielleicht mache ich mir da was vor, aber ich finde: Ich sehe noch ganz gut aus in dem Sinn, dass ich nicht zerknittert bin. Ich war nie eine Schönheit, aber auf meine Haut ist Verlass (niemals warmes Wasser ins Gesicht!). Ich kriege, wie alle Frauen in unserer Familie, fast keine Falten. Gutes Bindegewebe. Manchmal aber sehe ich mein Gesicht plötzlich irgendwo im Spiegel, meist im Kaufhaus, auf der Rolltreppe, und dann denke ich: wer ist denn diese mürrische Alte mit den zerzausten Haaren? Und dann bin das ich. Man sieht natürlich an den Händen und am Hals, dass ich alt bin.

(Ha! So beginnt Natalia Ginzburg 1971 ihre Erzählung »Die Frauen«: *»Das erste, was bei den Frauen alt wird, ist der Hals. Eines Tages sehen sie im Spiegel ihren Hals voller Falten. ›Wie ist das bloß passiert?‹ sagen sie und meinen: ›Wieso ist das bloß mir passiert? Mir, die ich von meiner Natur her und für immer jung war‹?«*)

Im Gesicht habe ich kaum Falten, und, nein, ich habe nichts machen lassen. Ich würde nie etwas machen lassen, ich mute meinem Körper keine Narkose zu für etwas, das nicht sein muss. Reicht mir gerade, dass ich wegen meiner schlechten Sehkraft alle paar Wochen Spritzen in die Augen kriege, was so grauenhaft ist, dass ich mir da ab und zu eine kurze Narkose leiste.

In einem Gedicht der von mir so sehr geliebten österreichischen Dichterin Christine Lavant heißt es in der ersten Strophe:

Mein Augenlicht ist nichts mehr wert,
auch das Gehör geht langsam ein,
bald werde ich so sinnlos sein
wie ein verbrauchtes Gruben-Pferd,
doch niemals so ergeben.
Mein Wille lässt mich beben (…)

Mein Wille lässt mich beben – und leben! Das ist doch eine gute Einstellung.

Klar, ein paar Falten sind da. Die habe ich mir erworben in langen Nächten mit Freunden, bei diesem ganzen ungesunden, wunderbaren Leben mit so viel Lachen und Lieben. Und es sind auch Falten, die von den Tränen kommen, deshalb bereue ich doch nicht, geweint zu haben – aus Kummer, aus Liebe, aus Glück. Nichts davon würde ich je wegmachen lassen, von pornographisch aufgespritzten Lippen reden wir schon mal gar nicht. Wie sehen diese aufgespritzten Frauen aus mit achtzig? Bestimmt nicht alle wie Jane Fonda oder Cher, und schon da stimmt nichts, wenn man sich das verlogene Strahlen genauer ansieht. Ich will kein Kunstprodukt sein, ich will ICH sein, mit meinen Haaren, die immer schon mausig waren und nun wunderbarerweise fast nicht grau werden. Mit meinen Brillen. Mit all den Narben von all den Unglücken und Krankheiten.

Marguerite Duras beginnt ihren Roman »Der Liebhaber« so:

»Eines Tages, ich war schon alt, kam in der Halle eines öffentlichen Gebäudes ein Mann auf mich zu. Er stellte sich vor und sagte: ›Ich kenne Sie seit jeher. Alle sagen, dass Sie schön gewesen sind, als Sie jung waren, ich bin gekommen, Ihnen zu sagen, dass ich Sie jetzt schöner finde als in Ihrer Jugend, ich mochte Ihr junges Gesicht weniger als das von heute, das verwüstete.‹«

Ich finde die alten, ja: die vom Leben verwüsteten Gesichter von Jeanne Moreau oder Louise Bourgeois wunderschön, sie erzählen von prall gefülltem Leben sehr viel mehr als die Gesichter von Frauen mit prall gefüllten Botoxwangen.

Wir werden anders alt als unsere Eltern. Früher war man mit fünfzig abgearbeitet und alt. Heute sind viele Achtzigjährige geistig und körperlich noch fit und im täglichen Rennen. Die Welt ist im Wandel, wir wandeln uns mit, wir sind länger beweglich im Kopf, als es unsere Eltern waren, wir haben auch eine viel bessere medizinische Versorgung.

In einer Kolumne für eine Frauenzeitschrift schrieb ich vor mehr als zehn Jahren:

»An manchen Tagen fühle ich mich wie hundertacht und sehe auch genauso aus. Manchmal fühle ich mich wie vierzig und sehe auch genauso aus, das sind die Tage, an denen ich leuchte. Heute fühle ich mich wie neunundsechzig und sehe auch genauso aus. Ich bin neunundsechzig. Die Knochen tun mir heute weh, am liebsten wollte ich gar nicht aus dem Bett, aber ich zwinge mich: halb neun aufstehen, immer, halb zehn am Schreibtisch, immer. Dass die Knochen weh tun, liegt am Muskelkater, und der liegt daran, dass ich neuerdings nach einem Bandscheibenvorfall in ein Fitnesscenter gehen muss, ich ziehe voller Verachtung Sportklamotten an (aber nicht etwa dieses neonfarbene Zeugs, nein, alles elegant in trauerschwarz!) und lasse mich von der schönen Janine quälen: ich muss auf einem Bällchen liegen und mit dem Oberkörper hochkommen, zwei Kilo Hanteln in jeder Hand. Das soll gut für meine Bauchmuskeln sein. Ich muss auf einer wackeligen Platte stehen und in die Knie gehen, das soll gut für mein Gleichgewicht und für die Oberschenkel sein. Immer, wenn ich nicht mehr kann, sagt Janine: »Noch acht!« und ich sage: »Noch vier!« und dann sagt sie: »Gut, noch sechs.« Ohne sie würde ich das überhaupt nicht tun, und ich bezahle sogar noch dafür, dass sie mich triezt. So ist das, wenn man älter wird und gesund bleiben will. Ich gebe zu: es klappt, und ich verdanke dieser Tatsache und der, dass es ja zum Glück für die Liebe in keinem Alter zu spät ist, die Tage, an denen ich wie vierzig aussehe und leuchte. Es gibt sie, wenn auch seltener.«

Ja: mitunter ist man so alt, wie man sich fühlt. Aber meistens ist man älter. Eines der hinreißenden Models in Vogue hat mal in einem Interview gesagt, sinngemäß: Ich weiß natürlich, dass ich nicht für immer jung bin und *»auch mal dreißig sein werde«*. Zu schön.

Sport treibe ich inzwischen nicht mehr, sorge aber dafür, dass immer ein Hund da ist, mit dem ich zwei Stunden täglich spazieren gehe. Also, alles in allem komme ich ganz gut klar mit diesem vermaledeiten Älterwerden, weil es ja auch bedeutet, dass ich immer noch am Leben bin, und das ist für eine, die mit dreiundzwanzig (vor einer schweren Lungenoperation) vorsichtshalber schon mal ihr Testament machen musste *(»meine Kinderbuchsammlung soll in eine Bibliothek, meine Klassiker und das Akkordeon erbt Albrecht, mein Konto bitte für meine Beerdigung nehmen und Teddy Fritz bitte mit ins Grab!«)*, schon allerhand.

Wie war mein eigenes Leben?

Die Kindheit – das war nicht einfach in den Fünfzigerjahren, mit überforderten Eltern nach dem verlorenen Krieg, und mit schlagenden Lehrern aus der Nazigeneration. Was war ich für ein einsames, lesendes Kind verbissen berufstätiger Eltern! Ich saß auf der Nähmaschine meiner Mutter, über der ein Spiegel hing, und unterhielt mich mit mir selbst im Spiegel in verschiedenen, erfundenen Sprachen, ich sagte mir Gedichte auf, ich las mir meine Bücher laut vor, nur um an diesen langen stillen Nachmittagen eine Stimme zu hören. Wie furchtbar war sechzehn, siebzehn mit dem ständig gebrochenen Herzen! Meine larmoyanten Tagebücher von 1958 ff. enthalten nur Jammer, Jammer, Jammer – er liebt mich nicht, er kommt nicht, ich kann das nicht, ich will nicht mehr leben, all dieses Zeug. Wie viel sinnlos verschwendete Lebenszeit heulend im Bett und nächtelang am Tagebuch! Auch damals halfen mir schon die Bücher. Ich las »Die Grasharfe« von Truman Capote und darin den Satz: *»Ich war elf, und später wurde ich sechzehn. Verdienste erwarb ich mir keine, aber das waren die wunderbaren Jahre.«* So was brachte mich zum Nachdenken. Sollte doch was dran sein an der Jugend?

»Man müsste noch mal zwanzig sein und so verliebt wie damals«, heißt es in einer Schlagerschnulze. Bloß nicht! Was hat man denn schon gewusst mit zwanzig von der Liebe? Hineingesprungen ist man, kopfüber, wie in einen einladenden See, und oft stieß man sich den Kopf sehr heftig an Untiefen und war lange in der Seele gelähmt. Ich war nicht glücklich mit zwanzig. Die Männer, das Studium, die Bücher – alles so verwirrend, und kein Zuhause mehr, nur noch möblierte Zimmer. Kein Hund, kein Garten, keine Katze. Kein innerer Ort. Noch kein richtiges Gesicht. Aber zwanzig war wenigstens nicht mehr ganz so schrecklich wie siebzehn, als man noch nicht mal annähernd selbstständig war und zu Hause gegängelt wurde.

Nein, die Jugendzeit war nicht schön. Dreißig zu werden, das war schön. Vierzig – ein wunderbares Alter! Aber, schrieb die italienische Autorin Natalia Ginzburg in den 1970ern in ihrer Erzählung »Die Frauen«: *»Mit vierzig haben sie begonnen, sich zu fragen, was sie tun könnten, um nicht jenes lächerliche, unsympathische und traurige Tier zu werden, das ›eine Frau mittleren Alters‹ genannt wird.«*

Fünfzig: voller Melancholie, aber auch erstaunlich gelassen. Sechzig: Jetzt wurde es langsam ernst, erste Tagebücher und Liebesbriefe auf dem Speicher wurden schon mal entsorgt. Alles über sechzig ist ein Geschenk, fast alles unter dreißig war eine Quälerei. Ich bin heute stärker und selbstbewusster als damals mit dem koketten pinkfarbenen Lippenstift. (Es war mein erster und blieb mein einziger.) Etwas klüger hätte ich sein sollen, mit zwanzig – nicht ganz so viel rauchen, vielleicht. Mehr und besser essen. Ein paar Affären weniger. Nicht ganz so früh heiraten. Nicht so entsetzlich oft umziehen, mehr Ruhe zulassen. Aber ich war eben nicht klug. Ich war auf dem Sprung in das, was man das LEBEN nennt, und vieles habe ich gründlich missverstanden, damals. Mein dickes Tagebuch von 1963, als ich zwanzig war, ist voll von Bitterkeit und Fragen, gespickt mit Zeilen aus Gedichten wie »*als an deinem steinernen Herzen meine Flügel brachen*« oder: »*Bin immer auf See und lande nicht mehr*« (Else Lasker-Schüler) oder »*du möchtest dir ein Stichwort borgen – allein bei wem?*« (Gottfried Benn) Ein Eintrag vom 25. April 1963, groß, mit wilder Schrift: »***Was will ich eigentlich?***« Heute weiß ich es. Ich habe alles erlebt, was nötig war, um jetzt zu wissen, was ich will. Ich will wach sein, aufmerksam, ich will Zeuge der Welt sein, aber nicht mehr für alles zuständig.

Damals habe ich Goethes »Die Leiden des jungen Werthers« nach der Schule noch einmal gelesen und mir notiert, was Werther an seinen Freund Wilhelm schrieb:

»*Ich könnte das beste, glücklichste Leben führen, wenn ich nicht ein Tor wäre. So schöne Umstände vereinigen sich nicht leicht, eines Menschen Seele zu ergötzen, als die sind, in denen ich mich jetzt befinde. Ach, so gewiss ist's, dass unser Herz allein sein Glück macht.*«

Mit zwanzig ist unser Herz unfertig und zagend, voller Sehnsucht nach Ichweißnichtwas, und wenn wir glücklich sind, spüren wir es nicht und wissen es erst hinterher, wenn das Glück verloren ist. »*Ich war eine glückliche Frau*« – mit diesem genialen Satz beginnt eine Erzählung der Niederländerin Margriet de Moor. Heute weiß ich, dass das Glück kein Zustand ist, nach dem man verzweifelt suchen muss. Es ist immer nur ein Augenblick, und ich habe gelernt, ihn zu erkennen und zu genießen. Aus der Summe glücklicher Augenblicke setzt sich das Glück des Lebens zusammen. Diesem Glück bin ich heute viel näher als damals, mit zwanzig.

Ach ja, die Jugend wäre schön, wenn sie etwas später käme und wir schon etwas klüger wären, oder? An die Jungen ist sie ja geradezu verschwendet! Die Schulzeit endlos, die Studienzeit so mühsam, die Türme der Weisheit in so unendlich weiter Ferne – mit so wenig Geld, so vielen schlecht bezahlten Jobs, so miesen Studentenbuden, so anstrengenden Seminararbeiten, an Universitäten mit autoritären Professoren, da war 1968 noch weit, mit der Unsicherheit, zu was für einem Leben, zu was für einem Beruf das alles führen würde und wann endlich.

Es führte zu einem aufregenden Leben, einem Leben ohne feste Anstellung, frei. Ich bin, wenn ich richtig gezählt habe, dreiundzwanzigmal umgezogen, dreiundzwanzig Wohnungen in acht verschiedenen Städten mit verschiedenen Partnern, Trennungen, Neuanfängen – das ganze aufreibende Programm. Immer dabei: die Ikea Billy-Regale für die tausende von Büchern, jeweils neu zurechtgesägt, bis sie irgendwann wirklich nicht noch mal mit umziehen konnten. Jetzt hat mir ein Schreiner das Regal meiner Träume gebaut, jetzt, wo ich alt bin. Gerade noch rechtzeitig! Ich sehe es verliebt an, so schön ist es: hoch, vernünftige Abstände, stabil, von oben beleuchtet, mit Leiter begehbar. Warum habe ich mir dieses Glück erst jenseits der siebzig gegönnt? Wahrscheinlich, weil ich dann erst die Zeit und das Geld dafür hatte und den Mut, tausende Bücher noch mal aus- und dann wieder einzuräumen.

Krankheiten haben mich nicht verschont, aber irgendwie bin ich gut damit klargekommen. Ich kenne das Kranksein seit meiner Kindheit, ich habe gelernt, mich nicht reinfallen zu lassen. Liegen, atmen, aufstehen, weitergehen. Der Tod ist mir oft begegnet. Freunde starben, meine Tiere starben, Hunde, Katzen, es wurde viel Abschied genommen, und es gab immer Neuanfänge, bis heute ist das so. Mit achtzig habe ich mir noch mal einen jungen Hund angeschafft, aber natürlich geklärt, was aus ihm wird, wenn ich …

Meine beste Freundin ist zwanzig Jahre jünger als ich, alle meine Freunde, wie ja auch mein Lebenspartner, sind sehr viel jünger. Ich habe nicht danach gesucht, es hat sich ergeben. Und diese Freundin wird den Hund übernehmen, wenn … Mein Partner täte es auch, aber wenn er – er ist Musiker – in seinen Noten versinkt, vergisst er bestimmt, ihn zu füttern, so wie er selbst vergisst, zu essen. Da muss also ein neues Frauchen her. Es steht bereit.

Hier sitze ich und atme.

Und altere. Und altern heißt *nicht*: noch nicht tot sein. Es ist ein ganz normaler Teil des ganz normalen Lebens. Und gar nicht so schlecht. Jungsein war schlimmer. Ins Jungsein bin ich ahnungslos reingerasselt, das Alter kam Schritt für Schritt, man ahnt ungefähr, was einem blüht, auch wenn man den Gedanken daran so lange wie möglich verdrängt.

Norberto Bobbio schreibt in seinem sanften Buch »Vom Alter – De senectute«: *»Das Alter spiegelt deine Ansicht vom Leben wider, und noch im Alter wird deine Einstellung zum Leben da-*

von geprägt, ob du das Leben wie einen steilen Berg begriffen hast, der bestiegen werden muss, oder wie einen breiten Strom, in den du eintauchst, um langsam zur Mündung zu schwimmen, oder wie einen undurchdringlichen Wald, in dem du herumirrst, ohne je genau zu wissen, welchen Weg du einschlagen musst, um wieder ins Freie zu kommen.«

Mir gefallen alle drei Wege, ich kenne sie auch alle drei. Als ich jung war, lag das Leben wie ein steiler Berg vor mir, und ich hab lange nach dem schmalen Weg gesucht, um ihn zu bezwingen. Erst im Studium wusste ich: Hier geht's lang! Dann floss es in der Tat wie ein Strom, von allen Seiten kamen Menschen und Möglichkeiten dazu, und ich hatte jahrzehntelang ein Gefühl von Fließen und Erfüllung. Dann habe ich ein paar falsche Entscheidungen getroffen, eine bittere Trennung verursacht, bin beruflich und privat Irrwege gegangen, und da war er, der dunkle Wald, durch den man sich kämpfen muss, ehe es wieder hell wird. Aber all das hat mich gelehrt: das Leben ist eine Kette von Irrtümern, sind die zu Ende, ist alles zu Ende. Denn nach jedem Irrtum geht es immer weiter, es gibt immer Wege und Auswege. Und manchmal, auch das habe ich gelernt, muss man einfach alles loslassen und nichts tun. Meine Freundin Doris Dörrie hat es unnachahmlich formuliert: »*Um was sonst geht es im Leben, wenn wir uns nicht ins Gras fallen lassen?*«

Eines der berühmtesten amerikanischen Gedichte ist von Robert Frost, es erschien 1915 und heißt »The Road Not Taken«, frei übersetzt: der verpasste Weg. Es geht darin um einen Wanderer – übertragen: ein Ich, ein lyrisches Ich – an einer Weggabelung im Wald. Beide Wege sind schön. Man entscheidet sich für den einen und bereut es nach einer Weile. Man hätte vielleicht doch den anderen, den möglicherweise schöneren nehmen sollen? Müßige Überlegung! Man hat sich entschieden, und jede Entscheidung *für* etwas ist gleichzeitig eine Entscheidung *gegen* eine andere Möglichkeit. Das muss man im Nachhinein aushalten können, auch wenn die Entscheidung – vielleicht – falsch war.

Die Überlegungen, *»was wäre, wenn ich damals …«* sind so sinn- wie nutzlos. Außer, man interpretiert es so wie Jorge Luis Borges (oder eben nicht wie Borges, das Zitat ist ihm fälschlicherweise zugeschrieben worden):

»Wenn ich mein Leben noch einmal leben könnte, im nächsten Leben, würde ich versuchen, mehr Fehler zu machen. Ich würde nicht so perfekt sein wollen, ich würde mich mehr entspannen. Ich wäre ein bisschen verrückter, als ich gewesen bin, ich würde viel weniger Dinge ernst nehmen. Ich würde nicht so gesund leben. Ich würde mehr riskieren, würde mehr reisen, Sonnenuntergänge betrachten, mehr bergsteigen, mehr in Flüssen schwimmen. Ich war einer dieser klugen Menschen, die jede Minute ihres Lebens fruchtbar verbrachten, freilich hatte ich auch Momente der Freude, aber wenn ich noch einmal anfangen könnte, würde ich versuchen, noch mehr gute Augenblicke zu haben. Falls du es noch nicht weißt, aus diesen besteht nämlich das Leben, nur aus Augenblicken, vergiss nicht den jetzigen. Wenn ich noch einmal leben könnte, würde ich von Frühlingsbeginn an bis in den Spätherbst hinein barfuß gehen. Und ich würde mehr mit Kindern spielen, wenn ich das Leben noch vor mir hätte. Aber sehen Sie … ich bin fünfundachtzig Jahre alt und weiß, dass ich bald sterben werde.«

Ich kenne Menschen, die immer an dem »was wäre, wenn …« herumlaborieren. Sie kommen über gewisse Fehlentscheidungen, Verluste, Irrwege, Katastrophen in ihrem Leben nicht hinweg. Es ist immer das Negative, das sie bis in die Träume verfolgt, gefangen hält, deprimiert. Ich ermuntere dann immer, das »was wäre, wenn …« auf die vielen so wunderbaren Dinge zu beziehen, die uns doch auch passiert sind: was wäre, wenn ich diesen großartigen Mann nicht kennengelernt hätte, mit dem ich fünfundzwanzig kreative und glückliche Jahre verheiratet war? Was wäre, wenn ich nicht diesen tollen Erfolg mit meinen Büchern gehabt hätte, die mir ein so sorgenfreies Leben beschert haben? Mein Grundgefühl ist nicht: Verlust, mein Grundgefühl ist: Dankbarkeit.

Mein gefühltes Alter ist jünger als mein juristisches. Wir kennen ja den Spruch »Sechzig ist das neue Vierzig«, in meinem Fall vielleicht: »Achtzig ist das neue Sechzig«? Ich weiß nicht recht, was ich davon halten soll, das ist auch nur wieder so ein Slogan, der nicht wirklich trägt. Elias Canetti sagt: »*Seit wann bist du alt? Seit morgen.*« Mein Kopf weiß: ich bin jenseits der achtzig, aber mein Gefühl ist zwanzig Jahre jünger, ich denke, lebe, liebe, spreche, arbeite, bewege mich als Sechzigjährige. Und ich mache mir da nichts vor. Es funktioniert ja.

»*Wenn Sie wirklich wissen wollen, wie alt Sie sind, schauen Sie sich in einem Hotelspiegel an*«, sagt Ennio Flaiano.

Unser medizinischer Fortschritt und die kulturelle Entwicklung in unserem Land erlauben es uns heute, uns jünger zu fühlen, als wir sind. Gilt das in einem afrikanischen Dorf für Mütter, die in bitterer Armut viele Kinder durchzubringen haben, auch? Gilt das auch für verschleierte Mädchen und Frauen in Afghanistan, die an Bildung und öffentlichem Leben nicht teilhaben dürfen? Und gilt es in unserer westlichen Gesellschaft für Menschen mit schweren körperlichen Berufen und ohne sorgenfreies Auskommen und gute Wohnungen auch? Ich hatte Glück, Chancen, Möglichkeiten, ich bin privilegiert und kann mir solche Gedankenspiele leisten. Sie sagen nichts allgemein Gültiges aus. Nicht unsere Jahre zählen, sondern unsere Lebensqualität, unsere soziale Stellung, unser Umfeld. Das Land, in dem wir leben und wie wir da leben.

»*Unglück macht alt. Stress macht alt. Armut macht alt. Und wertende Vergleiche machen alt*«, schrieb Nataly Bleuel in ihrem Essay »Warum fühlen wir uns jünger, als wir sind?« in der ZEIT.

Ich bin das, was ich gelebt habe, und das, woran ich mich erinnere. Erinnern führt ins Innere. Und ich weiß, was, wer, wie ich eigentlich gern wäre, wenn nicht ich – ach, Kierkegaards schöner Satz: »*Wehmütig grüßt der, der ich bin, den, der ich sein möchte.*« Jetzt, im Alter, bin ich mit mir ausgesöhnt und möchte nicht mehr jemand anderes sein.

Das war früher anders. Ich wollte gelassener sein, geduldiger. Hab ich nie hingekriegt. Ich wollte unbedingt ein Jahr in New York leben, hatte schon die Wohnung – dann hab ich mich verliebt und bin hiergeblieben. Fehler? Was weiß man schon, nachträglich … Meine gewiss leidenschaftlichste Liebe blieb unerwidert, ich wäre fast daran verzweifelt. Im Nachhinein: wie gut, dass es so gekommen ist, es hätte mich wahrscheinlich zerstört. Von dem Liebeskummer konnte ich mich erholen. Ach, ich wäre gern jemand, der sich nicht in jede Leidenschaft derart bedingungslos hineinstürzt – und auch da hilft das Altern: lächeln und weitergehen. Einiges ist unwiderruflich vorbei. Aber wie sagt meine lebenskluge Freundin Gisela immer so schön? »Das Gehabthaben schützt vor dem Habenwollen.«

Zufällig las ich gerade in Margaret Laurence's Roman »Das Glutnest« den Satz der Protagonistin Stacey: *»Jetzt seh ich ein, dass ich bis an mein Lebensende sein werde, wie ich bin.«* Es ist ein großartiges Gefühl, mit sich selbst ausgesöhnt zu sein.

Wir haben nur diese eine Zeitspanne, und Jean Paul hat geschrieben: *»Sobald wir anfangen zu leben, drückt oben das Schicksal den Pfeil des Todes aus der Ewigkeit ab – er fliegt so lange, als wir atmen, und wenn er ankommt, hören wir auf.«*

Was für ein schönes Bild von Sinn und Vollendung! Ich höre meinen Pfeil schon manchmal sirren, aber dann wieder gibt es Tage, da scheint mir, als flöge er langsam noch ganz in der Ferne, und meistens denke ich über ihn gar nicht nach, ich bin, wie wir alle, viel zu sehr mit dem Leben beschäftigt, um an den Tod zu denken. Und an diese dämliche *Work-Life-Balance* habe ich eh nie geglaubt. Was soll das sein? *Life is work.* Bei dem, was da *balance* genannt wird, kommt oft noch der grauenvolle Zusatz, man solle zur Erholung doch mal »die Seele baumeln« lassen. Lassen Sie bitte nie, niemals, unter keinen Umständen Ihre Seele baumeln. Die Seele hat man fest im Griff, sie ist unser Kostbarstes, da baumelt bitte nichts sinnlos herum. Sonst hören Sie hier jetzt sofort auf, weiterzulesen! Lesen Sie lieber Tolstoi, der geschrieben hat: *»Wirf deine Seele wie edle Samenkörner hinter dich ins Erdreich, wo es auch sei, und blicke dich nicht ängstlich um, ob es auch aufgehe.«* Es geht auf, wenn vielleicht auch erst nach unserm Tod. Die Seele ist etwas, das sich entfalten muss, sonst werden wir so unglücklich wie der Schachspieler Lushin, den Vladimir Nabokov in »Lushins Verteidigung« beschreibt als einen Menschen, *»mit einer zu einem Knäuel aufgewickelten Seele«*.

Ich war und bin ein Feind der Postmoderne, die uns weismachen wollte, dass die Oberfläche der bequemere Ort ist als die Tiefe der Seele. Bequemer ja, aber auf dem Flachland des Optimismus kann ich im Alter nicht sicher gehen.

Philosophen und Schriftsteller denken viel über das Alter nach, Politiker natürlich erst recht, schon weil sie es demographisch müssen, sie müssen vorausplanen. Durch Philosophie und Literatur zieht sich das Thema seit Jahrtausenden – von Seneca, der im Alter zu Heiterkeit rät, bis zu dem Satz von Bette Davis, den auch Silvia Bovenschen zitiert: »*Das Altern ist nichts für Feiglinge.*« Ja: ein bisschen Courage braucht man schon. Aber was wäre die Alternative? Der Tod? Er wird kommen. Ist mein Alter deshalb ein Warten auf den Tod? Ganz bestimmt nicht. Ich sehe rückblickend mein Leben als ein langes Theaterstück, ich kann mir die Inszenierung ins Gedächtnis rufen, nur der letzte Akt fehlt noch. Ich bin gespannt, was er bringt.

Es heißt immer, alle Menschen seien vorm Tod gleich. Falscher Satz. Alle Menschen wird er treffen, aber es gibt sehr verschiedene Tode, von enorm grausam und einsam bis zu sanft und leicht. Wir sind im Tod so wenig gleich wie im Leben. Aber am Tisch sitzt er immer, von Anfang an, nicht nur die Alten sterben, auch Junge kann es ereilen. Rilke weiß es:

Der Tod ist groß.
Wir sind die Seinen
Lachenden Munds.
Wenn wir uns mitten im Leben meinen
Wagt er zu weinen
Mitten in uns.

Man sollte das wissen, einfach so, tief drin, ohne Angst. Der rumänische Philosoph Emile M. Cioran schreibt in »Vom Nachteil, geboren zu sein«: »*Wann immer ich nicht an den Tod denke, habe ich den Eindruck, zu schummeln, jemanden in mir zu beschwindeln.*«

In der FAZ gab es lange den Proust'schen Fragebogen mit der Frage: »*Wie möchten Sie sterben?*« Alle schrieben: schnell, im Schlaf, schmerzlos, keiner wünschte sich den qualvollen langen Tod der Apparatemedizin.

Unsere Gesellschaft, wir wissen es, wird immer älter, es gibt genug Untersuchungen zu dieser Überalterung, die ich hier nicht anführe. Das ist Sache der Politiker. Wollen wir alle Methusalem werden? Wäre Unsterblichkeit, an der ja schon gearbeitet wird, ein Ziel? Für mich sicher nicht. Die Oper »Die Sache Makropulos« von Leoš Janáček, 1927 uraufgeführt, verhandelt dieses Thema: Hieronymos Makropulos, der Leibarzt von Kaiser Rudolf II., entwickelt ein Elixier, das das Leben verlängern soll – an dreihundert Jahre ist zunächst gedacht. Er probiert es an seiner Tochter Elina aus, die nun dreihundert Jahre lang nicht altert, immer wieder liebt, immer wieder weitergeht, das alles unendlich leid ist und nach dreihundert Jahren endlich sterben kann. Eine Erlösung. Diese Oper vermittelt dem Zuschauer ein tiefes Gefühl dafür, wie wertvoll und sinnvoll die Begrenzung unseres Lebens ist. Und noch etwas zeigt sie: man kann durch eine immer raffiniertere Medizin vielleicht das Leben immer weiter verlängern, aber sind wir nicht letztlich arm an Möglichkeiten, diesem verlängerten Leben noch einen Sinn zu geben?

Ich habe in München und Berlin vergleichende Religionswissenschaft studiert. Kurz gefasst, ist es mit dem Tod in den verschiedenen Religionen so: Für den Hindu ist er nur eine weitere Stufe, ein Übergang in eine neue Existenz. Die Juden beerdigen schnell, sofort, keine großen Reden, lieber einen Stein aufs Grab als Blumen, und tot ist tot – das Leben zählt, darum weder assistierte Sterbehilfe noch Selbstmord. Für die Muslime ist das Leben ohnehin nur der Vorhof zum ewigen Paradies, und die Christen glauben, dass der Körper stirbt, aber die Seele weiterlebt. Für die Buddhisten hört es nie auf, da gibt es im ewigen Kreislauf die ewige Wiedergeburt. Für mich gibt erst der Tod unserm Leben Struktur und Sinn. Anfang und Ende sind klar definiert, dazwischen entfaltet sich, entfalten wir unser Leben. Und Gott? Wohnt rechts vom Pflaumenbaum, hab ich mal irgendwo gelesen. Ist möglich.

Elias Canetti hat ein Leben lang gegen den Tod angedacht und angeschrieben, er wollte einfach nicht, dass er das endgültige Ende ist: »*Das ganz konkrete und ernsthafte, das eingestandene Ziel meines Lebens ist die Erfahrung der Unsterblichkeit für die Menschen*«, schreibt er in »Das Buch gegen den Tod«. Aber ach, 1992, im Alter von siebenundachtzig und zwei Jahre vor seinem Tod schreibt er: »*Ich komme allmählich darauf, dass nichts vulgärer, banaler, trivialer, demagogischer ist als mein Kampf gegen den Tod. Ich habe begonnen, mich dafür zu schämen, führe ihn aber unverdrossen weiter.*« Und schon zehn Jahre früher schrieb er:

»*Gewiss, ich werde mich noch ohne Gezeter fügen, aber nur, weil es nicht anders geht, und ohne dazu meinen Segen zu geben. Ich schwöre, dass ich mich auch zum Schluss keiner der Todeskirchen anschließen werde.*«

Das werde ich auch nicht, zumal ich an kein Jenseits glaube. Früher (heute auch noch?) hat man unglücklichen Menschen eingeredet, dass sie nur dieses Jammertal überstehen müssten, im Jenseits würden sie dafür reich belohnt. Wie ist es möglich, daran zu glauben, das frage ich mich wirklich. Es ist die Angst vor dem Endgültigen, die Sehnsucht nach etwas Ewigem, das wohl tröstet. Ich habe weder diese Angst noch diese Sehnsucht. Albert Einstein hat gesagt: »*Es gibt nur zwei Arten zu leben. Entweder so, als wäre nichts ein Wunder, oder so, als wäre alles ein Wunder.*« Natürlich ist alles ein Wunder!

Und ich glaube weder an Glück im himmlischen Elysium noch an das Paradies auf Erden im Sinne einer klassenlosen Gesellschaft. Was sich die Kommunisten noch immer erträumen – wir kriegen es eh nicht hin.

Ich glaube Hegel, der die Zuversicht des Glaubens in Frage stellte und zu einer vernünftigen Ansicht der Welt riet, ganz ohne Jenseits. Und ich glaube den Dichtern. In einem meiner Tagebücher habe ich ein kurzes Gedicht von Horst Bienek festgehalten:

Wörter
Meine Fallschirme
Mit euch
Springe ich ab.
Ich fürchte nicht
Die Tiefe
Wer euch richtig öffnet
Schwebt.

Und in der letzten Strophe aus dem Gedicht »Verzweiflung« von Gottfried Benn heißt es:

Du überall, du allem nochmals offen,
die letzte Stunde und du steigst und steigst,
dann noch ein Lied, und wunderbar getroffen
sinkst du hinüber, weißt das Sein und schweigst.

Ennio Flaiano, genialer Drehbuchschreiber für Federico Fellinis Filme und ein italienischer Autor, dessen Werke mir so tröstlich nah sind, fragt: »*Was bedeutet es schon, so viele Jahre gelebt zu haben, wenn ein einziger Tag uns begreiflich macht, dass uns nichts bleibt?*«

Der Journalist Sven Kuntze denkt in »Altern wie ein Gentleman« zeitnäher als an die Ewigkeit: »*Unsterblichkeit mag ein Fernziel der Menschen sein. Die Wünsche meiner Generation sind vorerst noch bescheidener. Die beiden letzten bedeutenden Themen, die auf unserer Tagesordnung stehen, sind: die Abschaffung der Einzelhaft als Folge der Pflegeversicherung und der Freitod als Menschenrecht.*«

Bravo.

Die französische Schauspielerin Fanny Ardant antwortete in einem Interview auf die Frage, ob sie das Altern als schwierig empfände: »*Ja, wir sind zum Tode verurteilt. Aber wir wollen uns doch nicht zur Guillotine schleppen lassen. Sondern stolz und aufrecht hingehen.*«

Nachrichten von Menschen, die ihr gesamtes (altes?) Blut gegen junges austauschen oder sich einfrieren lassen, um aufgetaut zu werden, wenn man mit der Unsterblichkeit ein bisschen weitergekommen ist, machen mich fassungslos. Warum können Menschen nicht akzeptieren, dass es irgendwann zu Ende ist? Es ist doch auch ein Trost, nicht ewig leben zu müssen, die Endlichkeit des Daseins ist der Antrieb, aus dem, was unser Leben ist, aus dieser Zeitspanne von siebzig, achtzig, neunzig Jahren etwas zu machen. Mich hat das immer angespornt.

»Mein Leben ist eine Rohfassung«, schrieb Ennio Flaiano. *»Wenn ich noch einmal neu anfangen dürfte, könnte ich einige Fehler ausmerzen. Aber der Charakter? Würde der mich nicht dazu führen, neue Fehler zu machen? Vielleicht subtiler, solche der Überheblichkeit – wie den, der mir gerade jetzt unterläuft, nämlich zu denken, man könnte ein Leben korrigieren? Das doch, wenn es einen Sinn hat (aber es hat keinen), gerade aus der Summe seiner spontanen und groben Fehler besteht.«*

Unser Leben ist schließlich keine Generalprobe für irgendwas, das noch kommt. Es IST schon die Sache selbst. Mach was draus. Aber heute zielt alles auf Lebensverlängerung, auf ein Hinausschieben der natürlichen Grenze. Wir werden immer älter, weil Medizin und Hygiene große Fortschritte gemacht haben, das bedeutet aber auch, dass wir unter Umständen die Gebrechen des Alters, den Verfall, die Demenz länger ertragen müssen, weil unser Herz noch schlägt. Ist es das wert? Jeder muss sich diese Frage selbst beantworten.

Ich erinnere mich noch glasklar an drei gewaltige, erschütternde Augenblicke in meinem Leben: der erste Blick in einen Spiegel – das bin ich! Das erste Mal meinen Schatten auf dem hellen Boden wahrnehmen, der mir überallhin folgte – ich habe ihn panisch abgewehrt. Und das erste Mal der Gedanke: es wird mich nicht immer geben.

Das war spät, 1956. Ich war schon dreizehn Jahre alt und sah meinen Großvater sterben. Klar, dachte ich, der ist alt, der muss jetzt gehen. Und während ich an seinem Bett saß und merkte, wie ihn das Leben langsam verließ, kam mir zum ersten Mal der Gedanke, dass auch ich alt würde, ja schlimmer: dass auch ich höchstwahrscheinlich sterben würde. Es war, als würde eine kalte Hand mein Herz zusammendrücken, es ist ein furchtbarer Gedanke, man schiebt ihn weg, und erst im Laufe des Lebens verliert er seinen Schrecken – und im Alter wird er auf einmal tröstlich. Ich denke jetzt an ihn als einen Freund im Sinne des wunderbaren Monologs, den der Tod dem Toren hält – in Hugo von Hofmannsthals Versdrama »Der Tor und der Tod«:

»Wirf dies ererbte Graun von dir. / Ich bin nicht schauerlich, bin kein Gerippe! / Aus des Dionysos, der Venus Sippe, / Ein großer Gott der Seele steht vor dir.«

Dionysos, Gott des Weins, der sinnlichen Freuden, der Ekstase, und Venus, Göttin der Liebe und der Schönheit – und aus dieser Ecke, aus dieser mythologischen Familie kommt der Tod, der große Gott der Seele … ich finde das, immer wieder, zum Weinen schön. So möchte ich ihn sehen, wenn er kommt: als einen großen Gott der Seele. Er wird mir sanft die Hand reichen.

Ich altere mit Neugier. Siehe da, die Knie wollen nicht mehr. Ach, guck mal, ich höre mein Herz, war mir noch nie aufgefallen, dass ich ein Herz habe, das so heftig schlägt, wenn ich mich beim Treppensteigen anstrenge. Ich muss mich öfter mal setzen. Na und? Setz ich mich eben. In der Zeitung las ich gerade, dass der komische Schwindel, der mich morgens beim Aufstehen manchmal befällt, harmlos ist und »gutartiger Lagerungsschwindel« heißt. Irgendwelche Kristalle im Ohr sind langsamer als ich, wenn ich aus dem Bett springe, die müssen sich erst mal wieder setzen. Sollen sie. Mach ich eben etwas langsamer. Ich kann hinter keinem Bus mehr herrennen, und Schuhe mit hohen Absätzen tun mir auch nicht mehr gut. Ich verliere oder verlege öfter etwas und suche Brillen, Schlüssel, Portemonnaies, noch öfter fällt mir ein Name nicht ein, nach dem ich gerade suche. Ich empfinde das nicht als Beeinträchtigung. Mit siebzehn war ich dafür so viel dümmer und wütender. Ich lache heute viel mehr und sehe schönen jungen Männern nach, die für mich nun unerreichbar sind. Aber es gab ja eine Zeit, da war das nicht so, und ich hatte diese Zeit. Sie ist – ohne jedes Bedauern – vorbei. Und ich setze meine Brille auf und *lese* dann eben Liebesgeschichten, statt sie zu *erleben*.

Es ist doch klar, dass der Körper, dass die Organe mit achtzig nicht mehr so tadellos funktionieren wie mit vierzig oder fünfzig. Man stellt sich darauf ein. Man macht ein bisschen weniger, ein bisschen langsamer. (Aristoteles war der Meinung, dass der Körper seine Vollendung mit fünfunddreißig Jahren erreicht hätte, die Seele aber erst mit fünfzig.)

Wir schlafen schlecht im Alter. Wir liegen wach und grübeln. Ich habe mich mit anderen Alten darüber unterhalten, es geht allen so: zwischen drei und fünf Uhr in der Nacht liegen wir wach. Dagegen kann man etwas einnehmen, aber ich habe angefangen, diese Zeit zu nutzen. Ich zähle mir Dinge auf: in wie vielen Wohnungen habe ich schon gelebt? Weiß ich die Adressen noch alle? Wie viele Tiere hatte ich, wie hießen sie? Oder ich sage mir Gedichte auf. Oder ich überlege, was ich in den nächsten zehn Tagen machen werde, in den letzten zehn gemacht habe. Und siehe da, plötzlich schlafe ich wieder ein. Und wenn man das Wachliegen nicht mit Qual und Makel behaftet, ist es doch eigentlich ganz schön – nachts, im warmen Bett, der Hund am Fußende (ja! Seid still, ihr Hygienefanatiker!) und draußen rauscht der Regen, und ich höre das Käuzchen – ich finde das gemütlich, beruhigend, friedlich. Schlafen kann ich auch am Nachmittag, wenn's sein muss. Ich bin ja alt! Ich muss nicht um acht zur Arbeit.

Wahr ist aber auch, dass in diesen schlaflosen Nachtstunden die Ängste, die Sorgen größere sind, die Schmerzen auch. Wir spüren das Alter, wir brauchen Kraft, ihm zu trotzen und es ins Positive zu denken. Die Selbsttäuschung funktioniert in diesen Nächten nicht. Aber das ist genau richtig so. Und dann morgens weg damit und weiteratmen!

Ernst Bloch hat in seinem Werk »Das Prinzip Hoffnung« den körperlichen Verfallsprozess beschrieben:

»Der Leib erholt sich nicht mehr so rasch wie früher, jede Mühe verdoppelt sich. Die Arbeit geht nicht mehr so flink von der Hand, wirtschaftliche Ungewissheit drückt schwerer als vorher.« Aber, Prinzip Hoffnung: *»Insgesamt zeigt das Alter, wie jede frühere Lebensstufe, durchaus möglichen, spezifischen Gewinn, einen, der den Abschied von der vorhergehenden Lebensstufe gleichfalls kompensiert.«* Na also.

In jedem Alter verlieren wir etwas und gewinnen etwas dazu – in der Kindheit lernen wir die Welt kennen und verlieren nach und nach unsere unbefangene Anmut. Die Jugend lehrt uns die Schmerzen der ersten Liebe und die Veränderungen des Körpers kennen, schenkt uns aber auch die Kraft, damit fertigzuwerden. Im Erwachsenenalter staunen wir, wie und was wir arbeiten können, verlieren aber unsere Leichtigkeit. Und so geht das immer weiter, bis zum Alter, das – dazu komme ich gleich noch – sowohl seine Defizite als auch seine Zugewinne hat. Alles zusammen ist ein Kreislauf, der Sinn ergibt, die Geburt eröffnet ihn, der Tod beendet ihn.

»Und doch muss das Leben ein großes Privileg sein, wenn wir es mit dem Tod bezahlen müssen.« (Imre Kertész)

Simone de Beauvoir listet in ihrem 500-Seiten-Wälzer über »Das Alter« die Eigenschaften auf, die im Alter ab- oder zunehmen. Nachlassen, schreibt sie, werden unter anderem Sehvermögen und Gehör, Wendigkeit, Gedächtnis, Eifer, Dynamik und – wunderbar! – Umgänglichkeit (schön bockig werden!), dafür nehmen zu Geschmack, Regelmäßigkeit des Rhythmus, Konzentration, guter Wille und Disziplin.

Irgendwer nannte als drei wichtige Begriffe für das Alter: Haben – Lieben – Sein. Was ist damit gemeint?

Haben bedeutet, was auch Ernst Bloch mit der wirtschaftlichen Ungewissheit meint: Es ist wichtig, im Alter finanziell versorgt zu sein, wenn nicht, kann es sehr bitter werden.

Lieben: Man braucht ein Umfeld von Freunden und Familie, von Gefährten, mit denen man soziale Kontakte pflegt und die zur Stelle sind, wenn es mal nötig wird. Und man schwärmt und begehrt weniger, liebt dafür verlässlicher.

Sein: Man definiert sich durch das, was man ist, und das heißt auch: was man tut. Nur herumsitzen und auf den Tod warten und in der Zwischenzeit über alles jammern, was zwickt, und allen anderen die Schuld an der eigenen Misere geben, das kann's nicht sein. So, wie wir uns als junge Menschen die Zukunft erträumen, so erinnern wir uns vielleicht im Alter die Vergangenheit zurecht und lackieren sie um, dann war auf einmal »früher alles besser«. War es nicht, böse Falle! Die Zukunft ist ja nicht irgendetwas Irreales, sie wohnt in uns, schon immer.

Wenn man etwas tut, in Bewegung bleibt, sich vielleicht sozial engagiert, sein Leben strukturiert, dann wird aus dem bloßen Dahinvegetieren erfülltes Sein. Vorausgesetzt natürlich, man ist gesund. Wobei ich zu behaupten wage, dass sich mehr Krankheiten durchs Nichtstun als durchs Tun anschleichen. Man muss handeln und das neue Rollenfach »Altern« annehmen. *»Altern«*, sagt der französische Schriftsteller André Maurois, *»ist eine ungute Gewohnheit, die ein beschäftigter Mensch gar nicht erst aufkommen lässt.«*

Am Tag, als ich dies schreibe, lese ich in der Zeitung, dass Keith Richards – allem Drogenkonsum zum Trotz – achtzig Jahre alt geworden ist. Er spielt immer noch Gitarre und wird als »lebende Legende« tituliert. Auch so ein Klischee. Wieso Legende? Ein toller alter Mann in witzigen Klamotten, immer noch attraktiv und drahtig auf der Bühne mit Musik, die sein Beruf ist. Und der sagt: *»Wer die Angst vor dem Alter überwunden hat, kann es genießen.«* Er findet übrigens auch, *»ein Mittag- oder Abendessen ohne ein Glas Wein ist lächerlich«*. Sag ich doch.

Ich kenne zwei wesentlich jüngere Frauen, die sich viel zu früh vorzeitig pensionieren ließen, »raus aus der Tretmühle«, hieß das, »das Alter genießen«, »Ruhestand«. Ruhe wovor, Ruhe wozu? Es sind kluge Frauen, die jetzt dasitzen und noch dreißig Jahre vor sich haben, von denen sie nicht wissen, wie sie sie füllen sollen. Die Schränke sind schnell aufgeräumt. Der Philosoph Peter Sloterdijk sagt, es sei dekadent, zu vergessen, dass es ein Privileg ist, sich anstrengen zu *dürfen*. Und noch ein Gedanke: In den dreißig Jahren von dreißig bis sechzig entwickelt sich unser ganzes Leben, Familie, Beruf, alles. Und dann kommen aber unter Umständen noch mal dreißig Jahre, von sechzig bis neunzig. Und da soll es uns glücklich machen, NICHTS mehr zu tun?

Ich beneide niemanden ums Nichtstun. Auch Zipperlein stellen sich ja dann gern ein, wenn sonst nichts ist. Ich habe nie verstanden, wieso sich Menschen so sehr danach sehnen, endlich nichts mehr zu tun. Ich kann es mir natürlich vorstellen bei schwerer körperlicher Arbeit, die erschöpft und verbraucht. Aber in meinem Umfeld, unter Lehrern, Journalisten, Angestellten, unter Schreibtischtätern und Intellektuellen soll es sinnvoll sein, endlich nicht mehr denken zu müssen? Wie soll das denn funktionieren? Es funktioniert ja auch nicht, und die Frustrationen sind enorm und messbar.

Aber das wäre schon wieder ein anderes großes Thema als das Altern: ein Vergleich zwischen den Welten der Passiven, der Oblomows, und denen der Handelnden. Wer ist auf der richtigen Seite, und: gibt es die überhaupt? Warten wir ab oder bestellen wir, wie Voltaires Candide, unsern Garten? Können wir uns, wenn wir alt geworden sind, endlich aus den Prägungen unserer Kindheit lösen? Ich glaube nicht, dass man gegen seine Herkunft leben kann, so wenig wie man gegen seine Epoche leben kann. Hilft es nicht schon, das zu wissen?

Ich versuche, nicht wehleidig zu werden. Natürlich tut der Rücken weh, werden die Augen schlechter, wackeln die Zähne.

Was erwarte ich?! Ich bin fest davon überzeugt, dass unser Bewusstsein, unser Denken unseren Alterungsprozess beeinflusst. Das Bewusstsein altert ja nicht, nur der Körper. Und wenn ich geistig beweglich bleibe, kann ich damit ganz gut fertigwerden. Manchmal ängstigt oder sagen wir: erschreckt mich die Geschwindigkeit, mit der sich alles ändert und bewegt – war das früher auch so, oder bin ich langsamer geworden? Die dreiundachtzigjährige Schauspielerin Edith Clever hat gesagt: »*Ich kann diese skrupellose Geschwindigkeit um mich herum nicht mehr aushalten.*« Skrupellos: weil nichts mehr wichtig ist, nichts bleibt, nichts zu Ende gedacht oder getan wird?

Ich gebe mir Mühe, zu reduzieren und mich zu konzentrieren: nicht die ganze Zeitung ungeduldig durchzublättern, sondern einzelne große Artikel in Ruhe ganz fertig zu lesen. Nicht im Fernsehen herumzuzappen, sondern einen Film, eine Dokumentation zu Ende anzusehen, ohne dabei zwischendurch aufs Handy zu gucken. Ein Buch fertig zu lesen, ohne zwischendurch tausend andere Dinge zu erledigen. Einfach sitzen und lesen, stundenlang. Mich hinzusetzen und ein Konzert im Radio bis zu Ende anzuhören, ein Glas Wein dazu zu trinken, den Hund auf dem Schoß. Ruhe in eine Welt bringen, in der es keine Ruhe mehr gibt. In einer aus den Fugen geratenen Welt meine eigene wenigstens zu strukturieren. Das kann helfen. Struktur ist und war immer ein ganz wichtiger Begriff für mich.

Und auch wichtig ist: nie bitter zu werden über Fehler, Verpasstes, falsche Entscheidungen. Seltsame Entwicklungen. Ändern kann man es nicht mehr. Nur akzeptieren. Mir fällt der unfassbar traurige Satz ein, den der alte Komponist Camille

Saint-Saëns zum Schriftsteller Romain Rolland gesagt hat: »*Ich bin die Zukunft gewesen.*« War alles andere denn nichts?

Ich lese interessiert, wie Autoren, die klüger sind als ich, über das Alter schreiben. Seneca, Schopenhauer, Montaigne. Montaigne bezeichnet Alter als »*den letzten und zweifellos schwierigsten Akt im Schauspiel des Lebens*«. Finde ich nicht. Schauspiel vielleicht schon, aber was soll an etwas so Natürlichem schwierig sein? Wir sind doch ein Leben lang darauf zugegangen.

Seneca sagt: »*Das Alter ist eine unheilbare Krankheit*«, und: »*Selten ist derselbe Mensch glücklich und alt.*« Finde ich nicht. Ich kenne sehr glückliche Alte, gehöre selbst dazu – Glück heißt ja nicht, über Tische und Bänke springen, es ist eher eine zufriedene Heiterkeit – und schon gar nicht ist das Alter heutzutage eine Krankheit.

Schopenhauer ist da schon eher mein Mann: »*Man muss nur hübsch alt werden, da gibt sich alles!*« Von Philip Roth wissen wir, dass er das Alter als ein Massaker empfand, Cees Nooteboom, der über neunzigjährige, große Europäer, sieht es eher gelassen, findet aber: »*Solange man in der Welt ist, geht sie einen auch an*«, und Joan Didion schreibt: »*Ein Arzt, mit dem ich gelegentlich spreche, behauptet, dass ich mich nur unzureichend auf das Alter eingestellt habe. Falsch, möchte ich sagen. Eigentlich habe ich mich überhaupt nicht auf das Altwerden eingestellt.*«

Ich auch nicht. Ich habe darüber nie nachgedacht, und plötzlich war ich achtzig und muss seither furchtbar schnaufen, bis ich die fünfunddreißig Treppenstufen hoch zu meinem Arbeitszimmer unterm Dach komme. Aber noch geht es. Und wenn nicht mehr, wird sich eine Lösung finden, ich denke darüber im Moment noch nicht nach. Ich zitiere noch mal Joan Didion (aus »Blaue Stunden«, sie schrieb es mit siebenundsiebzig Jahren): *»Ich gab mir das Versprechen, dass ich in Schwung bleiben würde. (…) Im Grunde hatte ich keine Ahnung, was passieren würde, wenn ich den Schwung verlöre. Im Grunde hatte ich keine Ahnung, was ihn ausmachte.«*

Ich habe auch keine Ahnung, aber ich denke: in Bewegung bleiben ist gut, nur die schweren Schuhe ruhig endlich ausziehen und schon mal ein bisschen Gepäck abwerfen …

(Das schöne Bild mit den schweren Schuhen habe ich aus der atemberaubenden »Rhône Saga« von Pierre Imhasly: er schreibt übers übermütige Jungsein, man solle unbedingt tanzen, *»aber die schweren Schuhe anbehalten«*. Nicht abheben. Im Alter, finde ich, darf man die schweren Schuhe ausziehen – man hat es begriffen, man ist den Weg bis hierher ja in ihnen gegangen und man hat reichlich getanzt.)

Ich finde nicht, dass das Alter ein Gegner ist – eher ist es die Zeit, die ablaufende, die so schnell verrinnende Zeit. Albert von Schirnding schreibt in seiner Betrachtung »Alter Mann, was nun?«: *»Denn die Zeit ist ein Sturm, den wir nur an seinen Verwüstungen erkennen.«*

Kronos war den alten Griechen der schrecklichste der Götter, Kronos, der Gott der Zeit, der seine eigenen Kinder fraß und der oft mit einer scharfen Sichel in der Hand dargestellt wird. Seine römische Entsprechung ist der Saturn, der am weitesten entfernte, der langsamste Planet, Simone de Beauvoir trägt über ihn zusammen: *»Man hält ihn (Saturn) für kalt und ausgetrocknet: er wird mit der Bedürftigkeit, der Altersschwäche, dem Tod in Verbindung gebracht. In den astrologischen Werken ist* *er im allgemeinen durch einen mürrischen, leidenden Greis dargestellt, der eine Sense oder eine Schaufel, eine Hacke, einen Stab hält und sich auf eine Krücke stützt: Zeichen der Hinfälligkeit. Er hat ein Holzbein oder ist entmannt.«*

Ich liebe die Geschichte, die uns Richard Strauss, beziehungsweise natürlich Hugo von Hofmannsthal, in der Oper »Der Rosenkavalier« erzählt. Da geht es um eine ältere Frau, die Feldmarschallin, die einen jungen Geliebten hat, Octavian, zärtlich Quinquin genannt. Er ist siebzehn, sie, heißt es, »etwa doppelt so alt«, herrje, das wären ja auch erst vierunddreißig!? Aber immerhin, sehr viel älter, und sie weiß, das wird ihr letzter Geliebter sein, danach muss das aufhören, denn sie spürt schon das nahende Alter und besingt es unfassbar schön:

Die Zeit, die ist ein sonderbar Ding.
Wenn man so hinlebt, ist sie rein gar nichts.
Aber dann auf einmal, da spürt man nichts als sie.
Sie ist um uns herum, sie ist auch in uns drinnen.
In den Gesichtern rieselt sie, im Spiegel da rieselt sie,
Und zwischen mir und dir, da fließt sie wieder,
Lautlos, wie eine Sanduhr.
Oh, Quinquin!
Manchmal hör ich sie fließen, unaufhaltsam.
Manchmal steh ich auf mitten in der Nacht
Und lass die Uhren alle, alle stehn.
Allein, man muss sich auch vor ihr nicht fürchten.
Auch sie ist ein Geschöpf des Vaters,
der uns alle erschaffen hat.

Das also ist die Zeit, das macht sie mit uns? Das Herz altert als Organ, aber es altert nicht als Symbol, als Sitz der Gefühle. Der sechsundneunzigjährige Julien Green schrieb zwei Tage vor seinem siebenundneunzigsten Geburtstag in sein Tagebuch: »*In zwei Tagen werde ich … Unwichtig, ich habe immer noch das Herz meiner sechzehn Jahre. Und ich reagiere immer noch ganz genauso wie damals. Alle meine Erinnerungen sind in Reichweite. Die Zeit existiert nicht für die Liebe.*« Das ist es: sich sein verletzliches, emphatisches und empathisches, sein liebendes Anfangsherz zu bewahren, bis zum Schluss. Erschütterbar bleiben. Mitfühlend bleiben. Nicht verhärten.

Die Literatur früherer Jahrhunderte ging nicht gerade zartfühlend mit den Alten um und schildert ihren Verfall in der Regel ziemlich drastisch, vor allem die alte Frau, das Hutzelweib, die zahnlose, schändliche Alte kriegt ordentlich was ab. Erst in der Aufklärung ändert sich das Bild vom Alter und auch die Einbindung des alten Menschen, mit der Auflösung der patriarchalischen Familie, und im Weiteren dann mit der beginnenden Industrialisierung, in der allmählich die Gesellschaft an die Stelle der sorgenden Familienverbände tritt.

Später im Buch »Blaue Stunden«, und ich zitiere Joan Didion ein letztes Mal, heißt es an einem heiklen Abend: »*An diesem Abend schien klar zu sein, dass ich in Schwung geblieben war, aber es schien auch klar zu sein, dass es einen bestimmten Preis gehabt hatte, in Schwung zu bleiben. Dieser Preis war schon immer absehbar gewesen, aber erst in dieser Nacht begann ich, ihn in Worte zu fassen. Eine Formulierung, die mir in dieser Nacht in den Sinn kam, war ›sich zwingen‹. Eine andere lautete: ›jenseits des Erträglichen.‹*«

So viel dazu. Sven Regener singt: »*Ganz leicht, ganz leicht muss es nicht sein.*«

Ich bin mit Disziplin einigermaßen in Schwung geblieben. Das war nicht immer leicht. Für mich nicht und für mein Umfeld nicht. Nicht alle um mich herum konnten mir in diesem Schwung folgen, zu viel Energie wirkt auch bedrohlich. Meine Umgebung fühlt sich von meinem Tempo und meinem Arbeitspensum manchmal erschlagen oder zumindest bedroht. Aber ich verlange es ja auch von anderen nicht, ich verlange es von mir und zahle den Preis dafür: Erschöpfung und oft eine gewisse Einsamkeit. Aber was soll ich machen, ich fühle mich einfach noch sehr lebendig, und meine Arbeit macht mir immer Freude. Mit achtzig sollte man mehr an die Gegenwart denken, vor der Vergangenheit muss man sich mitunter hüten, alten Kummer schlafen lassen, und die Zukunft ist eh nur noch eine vage Option. Die kommt von allein, und schnell, und dann werden wir schon sehen. Aber wahr ist: unsere Zukunft wird in großen Teilen von unserer Vergangenheit bestimmt. Es hängt schon zusammen, alles, das ganze Leben! Und darum stimmt der Gedanke, dass es nicht wichtig ist, wie *alt* man wird, sondern *wie* man alt wird.

Oscar Wilde (der es gar nicht wissen konnte, weil er nur sechsundvierzig wurde!) behauptet, das Alter sei die Rumpelkammer des Lebens. Ich finde: das Gegenteil ist der Fall. Man mistet ja aus – Sachen, Vorhaben, Träume und man trennt sich unter Umständen auch jetzt noch von Menschen, die einem nicht mehr guttun. Ich gebe zu, mich in meinem Leben immer wieder und oft auch rücksichtslos von Menschen getrennt zu haben, die mich zu sehr anstrengten und mir, ja: nicht mehr guttaten oder mich fatal unterforderten. Ich habe sozusagen entrümpelt, Familie, Ehemänner, Freunde, meist die, so nennt es der italienische Schriftsteller Dino Segre, der unter dem Pseudonym Pitigrilli schrieb, *»kleinen Sparer des Gefühls«*, die engen, die niemals leidenschaftlichen, die, die nie besinnungslos geliebt haben, als ginge es nicht um Leben und Tod. Die, die nie begriffen haben, dass es immer um Leben und Tod geht. Ich musste weg von ihnen, um zu überleben. Ich wollte keine seelische Rumpelkammer haben. Rumpelkammer des Lebens impliziert, dass das Alter nichts wert ist. Ich finde, diese Zeit jetzt, in der ich immer noch lebe und jeden Tag Wein trinke, spazieren gehe, Freunde treffe wunderbar. Das lasse ich mir von ein paar Defiziten nicht verderben. Und ich weiß auch, dass uns nicht das glücklich macht, was wir besitzen, sondern das, was wir loslassen können.

Aber wie lässt man los? Was mache ich zum Beispiel mit rund fünfzig Leitzordnern auf dem Speicher, in denen private und berufliche Korrespondenzen aus dem Vor-Mail-Zeitalter abgeheftet sind, Jahr für Jahr, 1970 bis Mitte der Neunzigerjahre, A–Z, darunter Briefe von Politikern, Schriftstellern, Schauspielern, von berühmten Menschen, vielleicht für irgendwen interessant – was mache ich damit? Was mache ich mit meinen weit über hundert Notiz- und Tagebüchern, mit allem, was ich im Laufe der Jahre (seit ich fünfzehn Jahre alt war) aufgeschrieben habe über Liebe und Leben, Verzweiflung und Glück, Lektüren, Filme, Theater, über schier alles – verbrennen? Einfach liegen lassen? Was machen meine armen Erben damit, und stört es mich, wenn sie es lesen? Ich weiß es einfach nicht.

Ich habe damals, vor mehr als zwanzig Jahren, den Haushalt

meiner Mutter aufgelöst, und es hat mich aufgewühlt, ihre traurigen Notizen zu lesen, es hat mich beschämt, ihre Geheimnisse zu entdecken, darf man so etwas überhaupt? Das sind Fragen, die ich mir oft stelle. Das Verhältnis zwischen meiner Mutter und mir war nie gut gewesen, wir hatten kein Vertrauen zueinander, hatten uns gegenseitig zu oft enttäuscht. Ich sah zu, wie sie alt wurde, sehr tapfer, sehr allein und sehr selbstständig, aber wenn ich sie besuchen fuhr, hatten wir sofort Streit. Simone de Beauvoir beschreibt in ihrem schönsten Buch »Ein sanfter Tod« Ähnliches über das schwierige Verhältnis zwischen ihr und ihrer Mutter: *»Ein Einvernehmen wäre nach wie vor möglich gewesen, wenn sie mir etwas Vertrauen und Sympathie geschenkt hätte (...). Heute weiß ich, was sie daran hinderte: sie hatte zu viele Rachegelüste zu befriedigen, zu viele Wunden zu verbinden, als dass sie sich in jemand anders hätte hineinversetzen können. In ihren Taten opferte sie sich, aber ihre Gefühle trugen sie nicht über sich hinaus.«*

So ähnlich war es auch bei meiner Mutter und mir. Die Wunden hatte ihr mein Vater geschlagen, dem ich zu ähnlich war, äußerlich und im Wesen. Das konnte sie mir fast bis zuletzt nicht verzeihen. Sie war nur einmal in ihrem Leben verliebt gewesen, ich andauernd. Auch das stand zwischen uns.

Aber als es ans Sterben ging, konnten wir uns versöhnen, gerade noch, und auch das war ungefähr so, wie es die Beauvoir vom Sterben ihrer Mutter beschreibt: *»Ich war an diese Sterbende gebunden. Während wir im Halbdunkel miteinander sprachen, beschwichtigte ich einen alten Selbstvorwurf: ich nahm das Zwiegespräch wieder auf, das während meiner Jugend abgebrochen war und das wir auf Grund unserer Gegensätze und unserer*

Ähnlichkeit nie wieder hatten aufnehmen können. Und die frühere Zärtlichkeit, die ich für immer erloschen geglaubt hatte, erwachte wieder, seit es Mama möglich war, sich in schlichten Worten und Gesten auszudrücken.«

Ich zitiere die Worte der Beauvoir, weil es mir auch fünfundzwanzig Jahre nach dem Tod meiner Mutter noch schwerfällt, über sie und mich und über ihr Sterben zu schreiben. Dass wir nie gut miteinander auskamen und selbst bei ihrem Tod nur eine mühsame Versöhnung hinkriegten, einfach, um Ruhe zu geben nach diesem jahrzehntelangen Kampf, das wird mich immer schmerzen, und ich werde, wenn ich selbst sterbe, daran denken und froh sein, dass keine Tochter an meinem Bett sitzt, der ich das Herz so vergiftet habe wie meine Mutter mir das meine. Sie hat mir die Liebe übelgenommen, die es in meinem Leben so reich gab – die Liebe meines Vaters, meiner Ehemänner, meiner sehr frühen Freunde, das begann schon mit fünfzehn. Ihr hatte diese eine fatale Liebe das Leben zerstört.

Natürlich lagern auch Liebesbriefe auf meinem Speicher, in einer schönen Blechkiste, jeweils in kleinen Päckchen, klassisch-romantisch mit Bändern zusammengebunden. Ich kann mich nicht davon trennen, sie waren doch mal so wichtig. Aber sind sie das noch? Für wen? Und was wird aus ihnen, wenn …? Und der eine Koffer, der gefährliche Koffer, in dem oben ein Zettel liegt: bitte nicht lesen, bitte verbrennen! Warum habe ich den denn immer noch, diesen gefährlichen Koffer? Weil er mir, solange ich lebe, so unendlich viel bedeutet, ich kann das nicht verbrennen, aber wenn ich wüsste, dass ich morgen, übermorgen, diesen Sommer sterbe, dann könnte ich es. Wenn ich aber noch zehn Jahre lebe, wie könnte ich ohne den gefährlichen Koffer leben, in dem mein größtes Geheimnis, meine größte Liebe, mein größter Kummer lagert?

Was für idiotische Themen, was für ein idiotisches Festhalten an längst vergangenen Dingen. Gedanken. Gefühlen. An dem, was unser Leben, mein Leben groß und schwierig gemacht hat. Vielleicht hat beinahe jeder irgendwo so einen gefährlichen Koffer stehen? Im übertragenen Sinn, einen Kummer, eine Erschütterung, die man mit sich trägt, etwas, das nie aufgearbeitet wurde. Den Koffer kann man entsorgen. Die Narben bleiben.

Die Bücher, tausende von Büchern, auf drei Etagen, und der Keller ist auch noch voll. Dabei schenke ich so viele Bücher weg, aber es kommen immer neue. Will die irgendwann irgendwer haben? Wie kann ich meinen Freunden, die das alles erben und die, wie fast alle meine Freunde, seltsamerweise keine Leser und Leserinnen sind, vermitteln, dass Nabokov und Musil nicht in den Papiercontainer dürfen, Walser meinetwegen schon, aber auch da nicht Robert? (Ach, so ein schöner Satz von Robert Walser, am Ende seines unglücklichen Lebens: »*Man sieht den Wegen im Abendlicht an, dass sie Heimwege sind.*«)

Muss ich hinter meine Bilder Zettel mit Vermerken kleben, welche Bilder wertvoll und welche einfach nur vom Flohmarkt sind? Wird jemand die Schönheit meiner über hundert Jahre alten Gläser begreifen, oder kommt das alles in die Entrümpelung? Ja, das ist schwer, das treibt mich wirklich um. Andererseits – ich bin dann tot, es kann mir doch egal sein.

Es ist mir eben nicht egal. Ich liebe meine Dinge, ich lebe mit ihnen, es soll ihnen nicht schlecht gehen, nur weil ich sie nicht mehr anschaue und anfasse. Die himmelblaue Zuckerdose aus Blech mit den kleinen Blümchen war der allererste Gegenstand, den ich vor sechzig Jahren als Studentin in München auf einem Flohmarkt kaufte. Sie hat mich überallhin begleitet. Das kleine schwarze Töpfchen, in dem mir meine berufstätige Mutter jeden Tag das Essen vorgekocht hat, das sich das einsame Kind dann mittags warm machte – ich habe es seit genau vierundsiebzig Jahren. Meine ganze Studentenzeit hindurch habe ich mir in meinen armseligen Buden, in denen natürlich kochen verboten war, auf einer heimlichen Kochplatte in diesem Töpfchen Tütensuppen oder Eier gekocht. Wenn ich tot bin, gehören diese beiden zerbeulten Dinge, die Zuckerdose und das schwarze Töpfchen, zu den ersten, die in die Mülltüten wandern werden. Und ich bin so sentimental, dass mich das schmerzt. Ich möchte mich mit dieser Erwähnung bei ihnen für die treuen Dienste bedanken: danke, himmelblaue Zuckerdose, danke, kleines schwarzes Töpfchen.

Ich habe, um das abzuschließen, zu einem gründlichen Entrümpeln nicht den Mut, obwohl es angesichts der Menge an Dingen um mich herum wirklich dringend notwendig wäre. Was um Himmels willen will ich denn noch mit all dem Zeug? Ich habe keine Ahnung, ich weiß bloß, dass ich daran hänge. Nur bei Garderobe, da kann ich das. Diese Schränke lichten sich, allmählich. Kleider, Schuhe, Handtaschen bedeuten mir über den Tag hinaus nichts. Aber das zerschlissene weiß-blau karierte Badetuch, in das meine Mutter mich gewickelt hat, als ich ein Baby war – ich kann es nicht entsorgen. Meine Erben werden denken: was die alles aufbewahrt hat. Und sie werden nicht wissen, warum. Die leere angerostete Blechdose mit den

Veilchen auf dem Deckel, ja, nett, kann aber weg. Ach, es war die letzte Dose mit Veilchenpastillen, die mein Vater so gern aß, er hatte sie in der Jackentasche, als er mit einundsechzig Jahren tot auf der Straße zusammenbrach. Wie könnte ich je diese Dose wegwerfen. Das müssen andere, das müssen Unwissende tun.

Und ich sehe meinen noch jungen Hund an und denke: und du? Ohne mich? Für ihn wird gesorgt werden. Aber werde ich ihm fehlen? Ich möchte es und möchte es nicht. Das alles sind Dinge, über die ich nachdenke, seit ich alt bin.

Sven Kuntze beschreibt das Entrümpeln so: »*Bislang hatte ich stets angehäuft: Bücher, Bekanntschaften, Eindrücke und Erfahrungen. In Zukunft werde ich Abschied und Trennung lernen müssen. Einige Weggefährten werden mich verlassen, manche Anstrengungen werden mir zu viel, und etliche Erfahrungen werden mir nicht mehr zugänglich sein. Ich werde mein Leben vereinfachen, solange ich noch dessen Herr bin. (…) Ich werde Abschied von Illusionen nehmen müssen, jener beglückenden Differenz zwischen Hoffnung und Wirklichkeit. Unsere Nachkommen ergreifen jetzt Besitz von ihnen. Im Alter gehen uns die Hoffnungen und damit auch die Illusionen aus.*«

Ich sehe auch die Differenz zwischen Hoffnung und Wirklichkeit, wir alle sehen sie. Sie ist nicht wirklich beglückend, aber man lernt doch im Laufe des Lebens, Hoffnungen auf ein erträgliches Maß herunterzuschrauben und damit der Wirklichkeit eine Möglichkeit zu geben, die Hoffnungen annähernd zu erfüllen. Auch das wird im Alter leichter.

Und die Kraft, die geht uns auch aus. Früher bin ich bei Lesereisen nachmittags durch die Städte gestreunt, in denen ich abends las. Jetzt liege ich im Hotelbett und schlafe, um den Abend gut hinzukriegen. Und wenn ich zurückdenke: in jedem Alter hat sich irgendwas geändert, das ist doch normal. Irgendwann bin ich vom Fahrrad auf die Vespa umgestiegen und dann von der Vespa auf ein richtiges Motorrad. Vom Motorrad aufs Auto, alte Schrottkisten. Von den Schrottkisten in ein komfortables Reiseauto mit allem Drum und Dran. Heute fährt mich mein Freund meist durch die Gegend, ich chauffiere nur noch den Hund täglich in den Wald. Dinge ändern sich, man selbst ändert sich. Ich trage mehr Hosen als Röcke. Warum? Weil das Anziehen der Strumpfhosen so schwierig geworden ist, und Strumpfhalter will ich nicht. Also Röcke eher im Sommer, wenn man keine Strümpfe braucht.

Ich habe mein Leben lang fast nie irgendwelche Medikamente genommen, jetzt im Alter holen sie mich plötzlich ein, drei verschiedene Pillen, die mein Herz reparieren sollen, und im Krankenhaus gab man mir die Morgens-mittags-abends-Tablettenbox dazu. Das ertrage ich nicht, das habe ich überall bei alten Leuten gesehen, wie sie mit zittrigen Fingern Pillen einordnen in die kleinen Kästchen, um sich zu erinnern, ob sie sie morgens-mittags-abends schon genommen haben. Ich habe mit meinem Arzt darüber gesprochen, und wir haben vereinbart: ich nehme sie brav, alle drei, aber alle drei auf einmal morgens zusammen, und dann Schluss damit. Ich komm damit gut klar, ohne diesen elenden Tablettenschieber. Wenn das anderen auch so geht, dass sie diesen erbärmlichen Gegenstand nicht in der Küche, im Bad sehen wollen, dann rate ich zu kleinen hübschen Pillendosen, blau morgens, silbern abends. Aber wem es nichts bedeutet, wem es sogar hilft, nur zu, der soll den Tablettenschieber füllen. Mir wird schon bei seinem Anblick elend. Bitte nie mehr.

Es sind die Kleinigkeiten, die zuerst anzeigen, dass man alt wird. Die Brillen werden dicker. Man sitzt öfter beim Zahnarzt. Die Lieblingsjacke geht vorn nicht mehr zu. Ich habe vierzig Jahre lang sechzig Kilo gewogen, jetzt wiege ich siebzig, obwohl ich nicht anders oder mehr esse, sogar eher weniger. Das ist wohl so im Alter – man wird schwerfälliger und schwerer. Die Schuhe werden bequemer. Es ist nicht ganz einfach, welche zu finden, in denen man gut laufen kann und die trotzdem gut aussehen.

All das ist aber doch kein Drama. Mein Freund Gerhard Polt, inzwischen auch über achtzig, sagt: »*Elke, wir resignieren, aber vital!*« Und er lacht dabei. Sven Kuntze denkt in »Altern wie ein Gentleman« über die Bedeutung des Wörtchens »noch« für das Alter nach – was geht noch? «*Walking geht noch, Jogging nicht mehr.*« Wir schwimmen keine zwanzig Bahnen mehr, aber zehn gehen noch, ja: wir resignieren vital.

Und ganz und gar verboten ist das große Aufbäumen: Das kann doch **NOCH NICHT ALLES** gewesen sein! Als gäbe es einen Anspruch auf Glück! George Steiner hat mal in einem Interview gesagt: »*Wir sind zu glücklich.*« Was für ein Satz! Und er stimmt. Wie glücklich sind wir in unserem seit Jahrzehnten kriegsfreien, demokratischen Land … wissen wir das noch zu schätzen? Ich schiebe ein Zitat von Sigmund Freud nach, das mich immer überzeugt hat: »*Die Absicht, dass der Mensch glücklich sei, ist im Plan der Schöpfung nicht enthalten.*« Wir müssen uns schon selbst ein wenig darum bemühen. Und ganz sicher ist, dass das persönliche Glück nicht vollkommen ist ohne das Glück der Allgemeinheit, auch wenn das eine Utopie sein mag. In unglücklichen Zeiten und Ländern voller Kriege und Unterdrückung kann der Mensch nicht wirklich glücklich sein, außer in kurzen, sehr persönlichen Augenblicken. Im Alter spürt man es mehr denn je, das Drama der Existenz, die Absurdität des Lebens. Und doch, schreibt Julien Green ein paar Wochen vor seinem Tod mit achtundneunzig Jahren: *»In dem Alter, das ich nun erreicht habe, bin ich immer noch auf dem Schiff Hoffnung und glaube nicht an seinen Untergang.«*

Bei meiner Geburt war die Welt nicht in Ordnung, es war im Zweiten Weltkrieg, der dann noch ganze zwei Jahre dauerte. Wenn ich sterbe, in ein paar Jahren, wird wieder irgendwo Krieg sein. Immer ist irgendwo Krieg. In einem Land zu leben, das fast während meines gesamten Lebens vom Krieg verschont war, auch das ist Glück. Ein großes, das größte Glück.

Sagen wir mal so, es ist nicht unbedingt nötig, eine Maximierung von Glück anzustreben. Eine Minimierung von Unglück ist doch auch ein schönes Ziel. Und der Satz, man solle »das Alter genießen«, ist banaler Unfug. Man soll aus seinem Leben etwas machen, man soll es mit Sinn aufladen. Immer.

Die Begriffe »Glück« und »Alter« finden am schönsten zusammen in Goethes Faust II. Wir wissen ja, dass Faust seinen Pakt mit Mephisto geschlossen hat. Er gibt seine Seele gegen einen Moment des Glücks, an das er nicht glaubt. *(»Werd' ich zum Augenblicke sagen / verweile doch, du bist so schön! / Dann magst du mich in Fesseln schlagen / dann will ich gern zugrunde geh'n!«)*

Und wann ist dieser Augenblick? Beim Besäufnis in Auerbachs Keller? Bei der Verführung des armen Gretchen? Beim Liebesrausch mit der schönen Helena, beim Ritt in der Walpurgisnacht? Nein, als der rast- und ruhelose Faust Philemon und Baucis, die beiden Uralten, glücklich und friedlich auf der Bank vor ihrer Hütte sitzen sieht. Das ist ihm unerträglich, dieses einfache stille Glück zweier nutzloser alter Leute. Und er begreift plötzlich etwas: dass seine Rastlosigkeit sinnlos war. Dass nur glücklich macht, was uns am Ende erfüllt, eben das stille Dasitzen nach getaner Tat, gelebtem Leben:

Das ist der Weisheit letzter Schluss:
Nur der verdient sich Freiheit wie das Leben,
Der täglich sie erobern muss!

Und dann kommt es, das verhängnisvolle Bekenntnis:

Und so verbringt, umrungen von Gefahr,
Hier Kindheit, Mann und Greis sein tüchtig Jahr.
Solch ein Gewimmel möcht' ich sehn!
Auf freiem Grund mit freiem Volke stehn!
Zum Augenblicke dürft ich sagen:
›Verweile doch, du bist so schön!‹
Es kann die Spur von meinen Erdentagen
Nicht in Äonen untergeh'n!
Im Vorgefühl von solchem hohen Glück
Genieß ich jetzt den höchsten Augenblick.

Genau dahin wollte ihn Mephisto ja kriegen, jetzt ist Faust verloren. Nein, ist er nicht, denn erstens schickt Goethe rettende Engel, und zweitens hat nicht der Teufel dem Menschen den glücklichsten Augenblick beschert und damit die Wette gewonnen, sondern der Mensch ist durch Abwägen und Nachdenken (im Alter!) selbst draufgekommen, was das ist, Glück: *auf freiem Grund mit freiem Volke stehn.* Selbstbestimmt sein, würden wir heute sagen. Er ist also nicht verloren. Er hat die Kurve gerade noch gekriegt.

Samuel Becketts Theaterstücke »Endspiel« und »Glückliche Tage« – ein altes Paar versinkt im Müll zerrissener Erinnerungen, nichts hat mehr Bestand, alles zerfällt, als wäre es nie gewesen. Die Absurdität des Lebens. Erst der Tod verwandelt das absurde Leben in Schicksal. Und Glück? Nur ein Zufall. Die Tränen sind ja immer auch schon da, in Becketts »Warten auf Godot« heißt es: *»Die Tränen der Welt sind eine konstante Größe: für jeden, der aufhört zu weinen, fängt woanders jemand an.«*

Von Voltaire stammt der wunderbare Satz: *»Da es für die Gesundheit sehr förderlich ist, habe ich beschlossen, glücklich zu sein.«* Klappt nicht immer, ist doch aber den Versuch wert, oder?

Wir werden geboren, wir werden sterben, und lange verorten wir dieses Sterben in unendlich weiter Ferne, wir sind viel zu beschäftigt, um wahrzunehmen, wie es immer näher rückt. Wie wir immer älter werden. Es ist wie mit dem Sommer im schönen Lied »Azzurro« von Paolo Conte, das Adriano Celentano weltberühmt gemacht hat: Das ganze Jahr warte ich auf den Sommer, und plötzlich ist er da – *»Cerco l'estate tutto* *l'anno, all'improvviso, eccola qua.«* Plötzlich ist Sommer, plötzlich ist man alt, plötzlich stirbt man. Alles kommt letztlich unerwartet. »*Unerwartet wie nichts kommt das Alter über den Menschen«,* staunt Leo Trotzki in seinem Exiltagebuch.

Im Roman »Die Reinheit des Mörders« von Amélie Nothomb fand ich diesen Satz: »*Man wird nicht jeden Tag älter. Es können zehn, zwanzig Jahre vergehen, ohne dass man älter wird, und dann treffen einen die zwanzig Jahre mit einem Schlag in zwei Stunden.«* Ja: auch das kann bei großem Kummer passieren, meiner Mutter ist es bei ihrer Scheidung so gegangen. Danach war sie alt.

Das statistische Bundesamt vermutet, im Jahr 2050 werden mindestens 35 Prozent der deutschen Bevölkerung über sechzig Jahre alt sein – gegenwärtig sind es etwa 28 Prozent. Wie geht man mit dieser Überalterung um? Wird das Folgen haben für unsere Demokratie? Die Demokratie braucht tatkräftige Akteure. Sind das die Alten noch?

Ich mache mir darüber ehrlich gesagt keine allzu großen Gedanken, oder sagen wir es so: ich bin angesichts der großen Probleme in dieser Welt ratlos und weiß, dass ich sie nicht mehr werde lösen können. Ich delegiere das an jetzige und künftige Politiker und versuche solche zu wählen, die für diese Art Probleme ein Bewusstsein haben. (Wo sind die eigentlich?) Mitmischen kann ich nicht mehr, aber eine mündige Bürgerin kann ich hoffentlich bis zuletzt bleiben.

Es gibt Statistiken darüber, dass Frauen länger leben als Männer und warum.

In der Zeitung lese ich immer mal wieder, dass Frauen über fünfzig sich unsichtbar fühlen und darunter leiden. Ob man unsichtbar ist oder nicht, hat man doch selbst in der Hand, oder? Benehme ich mich wie eine graue Maus, werde ich auch wie eine graue Maus gesehen. Selbstbewusstsein ist eine Gabe, die man trainieren kann, und das braucht man mit zwanzig, fünfzig, achtzig. Ich fühle mich nicht unsichtbar, weil ich weiß, dass ich es nicht bin.

In einem 2023 erschienenen Roman von Annette Mingels, »Der letzte Liebende«, gibt es erstaunlicherweise einen alternden Mann, der sich unsichtbar fühlt. Er war mal ein großer Charmeur und Herzensbrecher, jetzt ist er alt, versucht immer noch, zu flirten, aber die Frauen reagieren nicht mehr:

»Carl hatte ein paarmal versucht, Blickkontakt mit der Bibliothekarin herzustellen; (…). Aber es schien fast, als wäre er unsichtbar für sie. Keine wirklich neue Erfahrung: Schon seit etlichen Jahren hatte er das Gefühl, dass er kaum noch gesehen wurde. Als wäre das Alter eine Tarnkappe, wie sie in Märchen vorkam, nur dass es keine war, die man freiwillig aufsetzte. Er war zu der Überzeugung gelangt, dass die Menschen durch ihn hindurchsahen, um ihn nicht in Verlegenheit zu bringen, und es war verblüffend, wie sehr diese Erkenntnis schmerzte. Sie stieß ihn in eine Einsamkeit, die sich wie ein nächtlicher See schwarz und tief um ihn ausbreitete.«

Die Einsamkeit, sagt Octavio Paz, ist der tiefste Grund der *conditio humana,* der Bedingung unseres Menschseins. Die Romanfigur Carl Kruger bei Annette Mingels hat nie mit einer so tiefen Einsamkeit gerechnet. Das Verhältnis zu seiner Frau Helen und seiner Tochter Lisa war nie das beste, es gab genug andere, beglückende Frauenkontakte, aber jetzt, im Alter, passiert auf einmal das:

»Carl war so einsam, dass er, wenn Lisa sich meldete, aufpas-

sen musste, nicht dankbar zu klingen; sein Körper schmerzte an den unerwartetsten Stellen; abends musste er sich vornehmen, am nächsten Morgen auch wirklich aufzustehen, und wenn ihn zwischendurch doch noch manchmal die Liebe zum Leben überkam, war es eine ebenso verzweifelte wie einseitige Schwärmerei. Aber sonst war alles in Ordnung bei ihm.«

Sonst war alles in Ordnung? Gar nichts ist in Ordnung, und aus Untersuchungen wissen wir, dass die Alterseinsamkeit Männer viel schwerer und häufiger trifft als die Frauen, die es eher schaffen, ein Netzwerk von Freunden um sich zu bilden.

Gerade las ich den Roman »Unberechenbar« von Dana Spiotta. Die Protagonistin hat einen schlimmen Unfall überlebt: *»Nach ihrer Entlassung aus dem Krankenhaus kehrte sie dorthin zurück, wo sie jetzt wohnte (in ihr altes, schönes, kaputtes Haus) und nahm eine Bestandsaufnahme vor (ihr alter, schöner, kaputter Körper). Sie war genesen, aber nicht vollständig. Sie würde nie mehr ganz dieselbe sein. Das wusste sie, aber es machte sie nicht traurig. War das nicht immer der Fall? Wozu war ein Körper denn sonst da? Ihr Körper, dieser Körper und seine prachtvolle, traurige Fleischlichkeit. Sollte ein Körper nicht gezeichnet sein von allem, was einem widerfahren war, was man gesehen oder gefühlt hatte?«*

Der französische Sozialphilosoph und Schriftsteller André Gorz beginnt 2006 dreiundachtzigjährig seinen erschütternd schönen Liebes- und Abschiedsbrief an seine Frau Doreen, »Brief an D.« so:

»Bald wirst Du jetzt zweiundachtzig sein. Du bist um sechs Zentimeter kleiner geworden, Du wiegst nur noch fünfundvierzig Kilo, und immer noch bist du schön, graziös und begehrenswert. Seit achtundfünfzig Jahren leben wir nun zusammen, und ich liebe

dich mehr denn je.« Im Jahr darauf nahmen er und seine schwerkranke Frau sich gemeinsam das Leben. Die Geschichte ihrer Liebe ist ergreifend und beweist, dass nichts, was uns glücklich macht, im Alter vorbei sein muss, nichts. Nichts.

Sehen Sie, das meine ich zum Beispiel damit, wenn ich immer wieder sage: Literatur kann trösten, helfen, erklären. Wir finden uns darin wieder, ob alt oder jung. Auch Jane Campbell freut sich in ihrer Erzählung »Vom Alleinsein« darüber, *»dass die Spuren unserer Vergangenheit unwiderruflich in unser gegenwärtiges Leben eingewebt sind, sicht- oder hörbar für alle, die Augen und Ohren dafür haben.«*

Jane Campbells »Kleine Kratzer« ist derzeit mein Lieblingsbuch. Campbell ist selbst über achtzig und ärgert sich darüber, dass die Alten immer nur von den Jungen beschrieben werden: Mutter ist gebrechlich, Vater ist dement, die Eltern sterben, man löst das Elternhaus auf, wohin mit Mutter. Als wären wir im Alter nicht mehr zu einem eigenen Leben fähig, sagt Campbell, und sie beschreibt alte und alt werdende Frauen mit ihren Bosheiten, Temperamenten, Fähigkeiten und Leidenschaften, die sie schon ihr ganzes Leben lang hatten – warum sollte das alles im Alter plötzlich aufhören, einfach nicht mehr da sein? Ich war immer ungeduldig, da werde ich jetzt mit über achtzig bestimmt kein sanftes Kätzchen mehr, und Campbell begeistert mich mit Sätzen wie *»Ich will nicht, dass mein Verstand zu einem Haufen fehlerhafter Eindrücke aus der Vergangenheit verkommt.«* Das heißt, ich mache mir weder über das Damals noch über das Jetzt etwas vor. Und auch ich wehre mich gegen das, was Campbell »Enteignung« nennt: *»Das Altern wird oft als eine Phase der Kumulation dargestellt,* *der Anhäufung von Krankheiten, Beschwerden, Falten, aber in Wirklichkeit ist es ein Prozess der Enteignung. Freiheit, Respekt, Lust, all das, was man früher so selbstverständlich besessen und genossen hat, wird einem nach und nach genommen.*«

Wir dürfen nicht zulassen, dass es uns genommen wird. Wir dürfen uns nicht enteignen lassen, aber dazu gehört auch, in der Gegenwart und nicht in der Vergangenheit zu leben. Es stimmt, dass diese Vergangenheiten uns im Alter einholen, aber wir neigen auch dazu, sie zu beschönigen und zu verklären. Die Gegenwart wird nicht erträglicher durch rückblickende Vergleiche. Sie wird erträglich und sinnvoll durch waches an ihr Teilnehmen.

Die Protagonistin in Campbells Erzählung »Katzenbuckel« beklagt sich über diese Enteignung, sie fühlt sich «*der Kontrolle und Eleganz beraubt und all der Reize, die ich einst im Überfluss besaß*«. Natürlich lassen sich Leidenschaften nicht mehr so exzessiv ausleben wie mit zwanzig, aber deshalb sind sie doch noch da, und Jane Campbell, die eine alte und erfahrene Psychoanalytikerin ist, weiß das. In ihrer Erzählung »183 Minuten« beschreibt sie die Begegnung zweier alter Menschen im Zug, sie reden drei Stunden miteinander: »*Und dass sie einander verstanden, war essenziell, denn beide hatten sich inzwischen außerdem an die Erkenntnis gewöhnt, dass ihr Leben, ihr inneres, geistiges und emotionales Leben, und man könnte noch hinzufügen: ihr seelisches, in den Augen der Gesellschaft und insbesondere der Familie nicht existierte. Als bedeute das erste Auftreten von Falten und eine gewisse Unsicherheit des Gleichgewichts zugleich die Auslöschung allen Denkens, allen Sinns, aller Hoffnung, aller Ziele, aller (wie er viel später zu ihr sagte) Leidenschaft.*«

Die beiden kommen zum Entsetzen ihrer Familien nach dieser Reise als Paar zusammen, und wenn auch die Geschichte nicht gut ausgeht (wann geht die Liebe schon mal gut aus?), so leben sie doch ihr Leben mit ihren Gefühlen und nach ihren Vorstellungen und nicht nach den Vorstellungen ihrer Familien, für die sie als Alte irgendwie fast schon tot sind, zumindest nichts anderes als den Tod mehr zu erwarten haben, schon gar nicht so eine, ja: als obszön empfundene Liebe.

Bettina Abarbanell, die Übersetzerin von Jane Campbell, hat der Autorin in einem Dankesbrief geschrieben: »*Wie Sie uns in die Lebenswelten dieser Frauen mitnehmen, uns an ihren Ängsten, Sehnsüchten, Hoffnungen und (mitunter diebischen) Freuden teilnehmen lassen, gegen den Strich gebürstet, überraschend, mit Klischees über das Alter aufräumend, präzise, einfühlsam, lebensklug und gewitzt – das ist einfach wunderbar. Und es zeigt etwas so Wichtiges: Egal, wie es nach außen hin scheinen mag – niemand ist je bloß ›alt‹, sondern vor allem eine unverwechselbare Persönlichkeit mit den vielfältigsten Erfahrungen und Erinnerungen.*« Sie schließt ihren schönen Brief mit einem Dank an die Autorin, dem ich mich nur anschließen kann.

Auch der amerikanische Schriftsteller Kent Haruf erzählt in seinem Roman »Unsere Seelen bei Nacht«, spektakulär verfilmt mit Jane Fonda und Robert Redford, von der Möglichkeit der Nähe im Alter. Addie und Louis sind beide um die siebzig, beide verwitwet, sie leben in einer Kleinstadt, kennen sich seit Jahren, kannten ihre gegenseitigen Ehepartner. Weil die langen, schlaflosen Nächte so schwer zu ertragen sind, schlägt Addie eines Tages vor, Louis solle doch abends zu ihr kommen. Er zögert, dann kommt er, mit Schlafanzug und

Zahnbürste. Und es geht nicht um Sex, es geht um menschliche Nähe und darum, in der dunklen Nacht nebeneinander zu liegen und die schlaflose Einsamkeit zu vertreiben – sie erzählen einander Gedanken, Erinnerungen, Geschichten und sind beide glücklich damit. Aber sie haben das Getratsche in der Kleinstadt und die grenzenlose Spießigkeit ihrer empörten Kinder unterschätzt – denen gelingt es, mit ihren engen, beleidigten Moralvorstellungen dieses humane Arrangement zu zerstören. Und sie zerstören damit gründlich das Leben, das Glück ihrer Eltern.

Vielleicht ist dieses erbärmliche Denken der erbärmlichen Zeit geschuldet, in der wir leben, einer Zeit des völlig verblödeten Äußerlichkeiten- und Jugendkultes, in der ein Clan wie die Kardashians mit nichts als Schminke, Mode und einem uninteressanten Leben Millionen Menschen beeindruckt und Milliarden Dollars verdient. Eine einzige, strohdumme Verblendung – wie soll jemand, der hypnotisiert auf den Hintern von Kim Kardashian starrt, die Schönheit einer alten Frau wahrnehmen? (Irgendwo aufgeschnappt: *»In a world full of Kardashians be an Audrey!«)*

Bin ich zu alt, um den Begriff, um das Leben einer »Influencerin« zu begreifen? Einfluss worauf, Einfluss womit? Was bleibt, wenn die Produkte wegfallen, für die geworben wird, hallo, ist hinter all der Tünche noch ein Leben?

»Age doesn't define you«, war 2021 der Slogan der WHO (Weltgesundheitsorganisation) gegen einen neuen, abschätzigen Begriff, »Ageism«, so viel wie: Altersdiskriminierung. Ja, die gibt es, aber ich erinnere mich noch sehr gut an die Jugenddiskriminierung damals: unsere Haare waren zu lang, unsere

Klamotten zu wild, unsere Musik zu laut, unsere Proteste zu unverschämt, unsere Sexualität zu freizügig. Erst waren wir die verhassten Revoluzzer, in der Mitte des Lebens die angepassten Spießer, jetzt sind wir die Alten, die an allem Schuld sind. *So what.* Jean Améry sagt, die Alten seien gefangen in der Dialektik zwischen Revolte und Resignation. Ich denke, darin gefangen ist man nur, wenn man es zulässt. Dazu kommt: »Die Alten« sind keine solche homogene Gemeinschaft, da ist jede und jeder für sich, und das liegt daran, dass kaum jemand sich mit seinem Alter identifiziert. Keiner sagt: *»Ich bin alt. Und das ist gut so.«*

Und noch ein ganz wichtiger Gedanke, die deutsch-britische Sozialarbeiterin Lily Pincus schrieb darüber schon vor mehr als zwanzig Jahren in »Das hohe Alter«:

»Alte Menschen sind ja nicht alle gleich, wahrscheinlich sind sie das sogar noch weniger als irgendeine andere Altersgruppe: denn ihr langes Leben hat sie zu Individualisten gemacht. Eines unserer augenblicklichen Probleme ist, dass die Gesellschaft sich weigert, das zu verstehen und alle alten Leute als ›gleich‹ behandelt.«

Ich sehe um mich herum Frauen, die sehr anders altern als ich, und manchmal, wenn nach Lesungen eine Frau beim Signieren zu mir sagt: *»Wir sind derselbe Jahrgang«,* und ich sehe hoch, und da steht ein zerknittertes Mütterchen in beigen Omaklamotten, dann denke ich: Nee, jetzt, oder? Das bin ich nicht.

»Man ist nicht gleichaltrig, bloß weil man im selben Jahr geboren wurde, das sieht jeder, der nach dreißig oder vierzig Jahren ein Klassentreffen besucht«, schrieb Claudius Seidl in der FAZ. *»Körperliche Arbeit macht alt, Armut auch, und am schnellsten*

lässt einen wohl ein Leben ohne jede Herausforderung altern.« Kann es sein, dass für einige Menschen ein Leben ohne Herausforderungen als erstrebenswert gilt? Da kann ich nicht mithalten.

Es kann keine Interessengemeinschaft entstehen, weil wir gleich Alten eben nicht gleich alt sind. Es gibt multimorbide Achtzigjährige und solche, die den Marathon mitlaufen. Es gibt zufriedene und verzweifelte Alte, heitere und mürrische, ängstliche und mutige, und natürlich gibt es auch die unzurechnungsfähigen, die wieder wie Kinder werden, die lachen und vergessen. *»Er liest immer dasselbe Buch«*, sagte mir ein Freund über seinen dement werdenden Lebensgefährten, *»er merkt aber nicht, dass es immer dasselbe ist und er ist glücklich, denn es gefällt ihm jedes Mal wieder!«*

Siebzehnjährige sind immer siebzehn. Oder? Nein, wohl auch nicht. Es gibt enorm verwelkte, mutlose junge Menschen. Aber es ist was dran, dass das Altern individuell sehr unterschiedlich abläuft und das Jungsein eher nicht. Es wird ein Irrsinnsgetue um das Alter gemacht, als wären die Jahre davor nicht auch »Alter« gewesen. Jedes Alter ist ein Alter. Und das Leben, das man führt, das man geführt hat, spielt beim Altern eine große Rolle. Schopenhauer sagt, dass die ersten vierzig Jahre unseres Lebens den Text liefern, die folgenden dreißig den Kommentar dazu.

Ich denke es ohne Hochmut: Ich kenne viele jüngere Frauen, die älter scheinen als ich, und dann sehe ich meine Freundin Elisabeth, die, während ich dieses Buch schreibe, im 106. Lebensjahr ist, und klar im Kopf. Mit dreiundzwanzig Jahren wurde sie in Jura promoviert, und ihr Leben lang hat sie gedacht, gelesen, Anteil genommen, sie ist im Kopf jünger als ich, sie ist nie verzagt, ich oft. Manchmal trinken wir einen Marillenschnaps zusammen, und sie sagt: *»Lass dich nicht so hängen, was soll ich denn sagen. Werde du erst mal hundert.«*

Will ich hundert werden? Ich will nicht hundert werden. Ich bin achtzig. Da denkt man nicht weiter als bis zum nächsten Frühjahr. Oder bis zum nächsten Tag. Und klar, natürlich lasse ich mich manchmal hängen, natürlich gibt es diese Tage ohne Mut und Kraft, aber die hatte ich mit achtzehn, dreißig, Mitte fünfzig, Anfang siebzig auch schon. So lange man wieder herauskommt, solange man wieder an die Oberfläche kommen und weiteratmen kann, darf es ruhig mal sein, das Untertauchen und Durchhängen.

(Ich liebe diesen Satz des Philosophen Ludwig Wittgenstein*: »Nehmen Sie das Leben in kleinen Dosen – schauen Sie nie weiter als bis zum Mittag- oder Abendessen.«)* Und dann aber erinnern Sie sich an Keith Richards, unbedingt ein Glas Wein zum Mittag- und Abendessen!

Die Strecke, die mir noch bleibt, ist sehr viel kürzer als die Strecke, die schon war, als wüsste ich das nicht. Macht mir das Angst? Nein. Weder das Altern noch das Sterben, schon gar nicht der Tod. Gegen Schmerzen kann man etwas machen, der Verfall ist normal, der Tod gehört zum Leben. Milliarden vor mir haben das geschafft, oft unter erbärmlichsten Umständen, da werde ich diesen Schritt, diesen Übergang wohl auch schaffen. Noch bin ich in der Arena. Und:

was dann nach jener Stunde
sein wird, wenn dies geschah,
weiß niemand, keine Kunde
kam je von da (...)
(aus: Gottfried Benn,
»Aus Fernen, aus Reichen«)

Es stimmt nicht ganz. Natürlich habe ich manchmal Angst, Angst vor dem letzten Atemzug, dem Dunkel danach. Dem nicht mehr Sein. Diese Angst kommt manchmal in den Nächten. Aber wenn es hell wird, verschwindet sie auch wieder. Und dann stehe ich auf und mache da weiter, wo ich am Abend vorher aufgehört habe. Und überhaupt muss erst mal der Hund raus.

Mein Tanzstundenpartner von 1959, da waren wir sechzehn, ist immer noch mein Freund. Er ist Chirurg, bis ins fünfundsiebzigste Lebensjahr hat er operiert, mit großer Leidenschaft. Die Hautärztin, zu der ich einmal im Jahr vorsichtshalber ging und die gerade mit sechsundachtzig Jahren starb, hat bis fünfundachtzig gearbeitet und war die schönste Frau, die ich kannte. Ich bin, wenn dieses Buch erscheint, einundachtzig und immer noch aktiv im Fernsehen, zum Beispiel im Schweizer Literaturclub. Es geht also. Man muss es sich nur zutrauen und es wollen, denke ich. Man kann sich natürlich auch in die Ecke setzen, stricken und die Katze streicheln. Auch schön, wird aber schnell langweilig. Und Langeweile macht alt. Meistens. Aber nach Walter Benjamin gibt es ja auch eine Langeweile, die der Traumvogel ist, der das Ei der Erfahrung ausbrütet. Zulassen, dass etwas Neues entsteht – dazu kann Nichtstun schön sein, das leiste ich mir inzwischen manchmal. Aber Nichtstun macht nur Sinn als Gegensatz von Tun. Wenn ich nichts mehr tue, wozu bin ich dann noch da?

Das klingt jetzt schnippisch. Ich meine es nicht so.

Und ich weiß genau: was ich sage, trifft nicht auf alle zu. Im Alter arm sein, im Alter krank sein, das ist fürchterlich. Menschen, die in ihrem Leben körperlich schwer arbeiten mussten – meine Onkels damals, im Ruhrgebiet unter Tage, oder die Bauern auf dem Land –, sie altern schneller und schwerer als jemand, der immer nur am Schreibtisch saß. Der Körper verschleißt früher. Und ich glaube auch, dass geistige Arbeit jünger erhält als körperliche, nur kann man sich das ja kaum je aussuchen. Man wird in ein bestimmtes Leben hineingeboren, das gibt die Richtung vor. Für die sozial Schwachen schwinden alle schönen Möglichkeiten radikal. Ich weiß das. Meine Mutter war arm und wurde über neunzig, sie nahm stolz kein Geld von mir an und starb schwer. Sie war am Ende sprachlos und unversöhnt, sie hatte im Blick ihrer blauen Augen eine ungeheure Wut. Ich sah, wie enttäuscht sie war, wie zornig auf das, was zwei Kriege, Ehemann, Tochter ihr angetan hatten. Sie war fassungslos über das Scheitern ihrer Träume und sah mich an, als wollte sie sagen: das soll es gewesen sein? Was für ein gigantischer Betrug! Und ich habe sie total verstanden.

Ich habe 2011 ein Buch über den walisischen Dichter Dylan Thomas geschrieben, der am Sterbebett seines sonst so starken Vaters fassungslos darüber war, wie sanft und still der Vater hinüberging, und er schrieb sein berühmtestes Gedicht:

Do not go gentle into that good night,
Old age should burn and rave at close of day;
Rage, rage against the dying of the light!

Geh nicht so gelassen in die Nacht, wüte gegen das Dunkelwerden …

Ich habe dieses Gedicht in die Todesanzeige meiner Mutter geschrieben, es hätte ihr gefallen. Und ich bin oft genauso. Ich möchte gelassen sein, aber es gibt so vieles am Leben, in der Welt, das mich empört, vielleicht bis zuletzt. Das Heim, in dem sie starb, hat mich zum Beispiel empört. In diesem Heim saßen verlassene, alte Menschen tagaus, tagein und schauten einfach nur vor sich hin. Abgestellt. Aufs Mittagessen und Abendessen warten, anders als Wittgenstein das meint, und auf den Tod. Ja, man macht immerhin heutzutage überall Angebote, an Aktivitäten teilzunehmen – aber werden sie genutzt, gern genutzt? Können sie noch genutzt werden nach einem Leben, das die meisten Menschen abgenutzt hat, um im Bild zu bleiben?

Wie lernt man, alt zu sein? Schwächer zu sein? Dennoch am Leben, im Leben zu sein? Natalia Ginzburg schreibt in der Erzählung »Die Frauen«:

»Um ohne Grauen mit ihrem Sein zusammenzuleben, müssen sie an einem gewissen Punkt ihr Alter vergessen. Daher verbannen sie ihr Alter in einen geheimen Winkel des Denkens und leben nun, ohne je wieder einen Blick dorthin zu werfen. Sie wissen aber, dass in jenem Winkel, von Nebel eingehüllt, ihr Alter existiert. Nicht nur existiert es, sondern es wächst jeden Tag wie ein giftiges Unkraut. Gleichzeitig streben sie danach, mit rasender Geschwindigkeit bis zur Erde gebückte, weißhaarige alte Frauen zu werden. Sie träu-

men von schlohweißen, lockigen Haaren, aufgelöst wie die Wollfüllung der Matratzen. Denn dann werden sie nicht mehr schwer auszuhalten und lächerlich sein, sondern verehrungswürdig und freundlich. Niemand wird mehr an ihnen die Zeichen des Alters feststellen, weil sie das Alter schlechthin verkörpern werden.«

Tja: das war vor fünfzig Jahren. Da hat sich ordentlich was geändert. Das verehrungswürdige, weißhaarige Alter wurde weitgehend abgeschafft, wir sind nicht die Großmütter von damals, die Kissen besticken, Strümpfe stopfen und weisen Rat in Lebensfragen geben. Wir nehmen noch teil am Leben und verunsichern damit oft unsere Umgebung, die vom Alter unter Umständen noch ganz andere Vorstellungen hat.

Auf einem Flohmarkt in Italien hab ich mal ein Bild gekauft, das die einzelnen Stadien des Menschenlebens in einer Auf- und Abstiegskurve zeigt. Das Alter nähert sich mit seinen Windeln und seiner Hilfsbedürftigkeit da wieder dem Baby und heißt denn auch in Italien: »Rimbambimento«, wieder Kind sein.

Der Mensch gehört zu den Lebewesen, die am ältesten werden. Einige Schildkröten übertreffen uns, ein Stör kann hundertfünfzig werden und ein Storch hundert. Aber dann kommen ziemlich bald wir. (Natürlich nach den Bäumen! Wenn Pflanzen zählen, dann bringt der Apfelbaum es auf zweihundert, die Birne auf dreihundert, die Eiche auf über tausend und der Mammutbaum auf viertausend Jahre. Da können wir nicht mithalten.) Aber wir wissen besser als jede Generation vor uns, wie sehr die Zukunft der Welt, der Natur, des Menschen bedroht ist. Wir haben alles in Unordnung gebracht. Und wir sind die einzi-

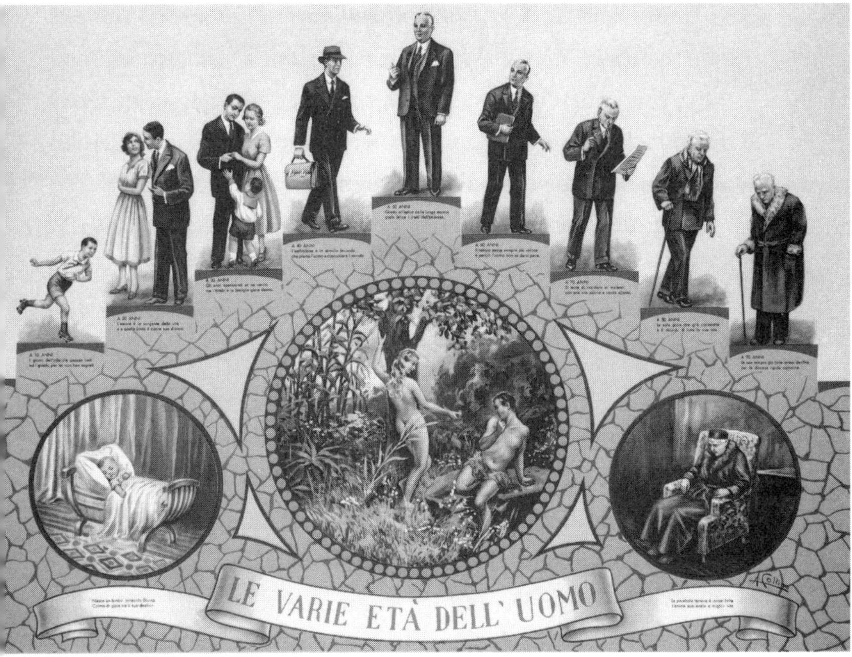

© bpk/Museum Europäischer Kulturen, SMB

gen Lebewesen, die das wissen, die nach dem WARUM fragen und die es vielleicht doch wieder in Ordnung bringen können. Hier hilft mir wieder mal mein Aufwachsen im Pfarrhaus und mein Studium der Religionswissenschaft, denn es erinnert mich an einen höchst erstaunlichen und nicht sehr bekannten Psalm, den Psalm Nummer acht. Da wird Gott gelobt, und dann heißt es plötzlich in den Versen fünf bis sieben:

»Was ist der Mensch, dass du seiner gedenkst, und des Menschen Kind, dass du dich seiner annimmst? Du hast ihn wenig niedriger gemacht denn Gott (…), du hast ihn zum Herrn gemacht über deiner Hände Werk.«

Aha! Der Mensch, das so unvollkommene Wesen ist mit dem Schöpfer quasi auf einer Stufe, wir sind ja eh nach seinem Vorbild geschaffen, also liegt auch die Schöpfung in unserer Hand und das, was wir damit machen, zum Guten oder Schlechten, Paradies erhalten oder zerstören …

Zurück zum Alter, das solche Gedanken plötzlich mit sich bringt.

Die einzig wirklich große Angst der Alten ist es, ein Pflegefall zu werden. Dann ist der Grad der Marginalisierung, Abhängigkeit und Nutzlosigkeit erreicht, der jedem Leben seine Freude nimmt. Emanuel Richter, Professor für politische Wissenschaft, hat in seinem Buch »Seniorendemokratie« die Bedeutung der Überalterung unserer Gesellschaft für die Politik untersucht und schreibt:

»Die morbide Hochaltrigkeit wandelt sich zum Schreckgespenst, das insbesondere jenen vor Augen gehalten wird, die sich dem permanenten Fitnessprogramm nicht mit der gebotenen Ernsthaftigkeit widmen.«

Turnt gefälligst, sonst seid ihr selber schuld?! Die Apothekenumschau bietet Lawinen von Medikamenten an, gegen Demenz, Inkontinenz, Gehbeschwerden, Lustlosigkeit, innere Unruhe, Vergesslichkeit, Schlaflosigkeit, Hämorrhoiden, Bluthochdruck, Gelenkverschleiß und was nicht noch alles. Die Jungen sollen glücklich werden mit Konsum, mit Klamotten, Schuhen, Handtaschen, mit Kosmetik, mit Nacht- und Tagescreme, Hautpflegeserien, mit Serum und Botox und Make-up, die Alten mit Pillen, Salben und Wärmepflastern, mit warmen Hausschuhen und Rollatoren – auch eine Art Konsum, es ist schwer, durchzublicken und sich zumindest partiell all dem zu verweigern. Man kann auch überversorgt sein.

Noch mal Schopenhauer, der sehr kluge Sachen über das Alter sagt: »*Armut im Alter ist ein großes Unglück. Ist diese gebannt und die Gesundheit geblieben, so kann das Alter ein sehr erträglicher Teil des Lebens sein.*«

Claudius Seidl schrieb vor einiger Zeit in der FAZ: »*Die meisten Fahrpläne der Gesellschaft sind noch auf dem Stand von vorvorgestern.*« »Altersteilzeit« ist so ein Wort, das zu diesen alten Fahrplänen gehört. Ältere Mitarbeiter werden in Altersteilzeit geschickt oder in den Ruhestand, obwohl gerade sie Wissen, Erfahrung, Kompetenz und Motivation mitbringen, mehr als oft jüngere Kollegen. Warum würgt man sie ab? Alten Menschen werden Kredite verweigert, Führerscheine vorsichtshalber schon mal abgenommen, als wären wir Idioten. Wer mit der Digitalisierung nicht Schritt hält, ist hoffnungslos abgehängt, da ist ein großes Exklusionsrisiko, aber man kann doch Computer, Handy, Internet lernen, auch mit über siebzig. Es ist nicht einfach, doch wenn man es nicht lernt, fällt man geradezu aus der Welt: Ich bin im letzten Jahr nach Amsterdam gefahren und hätte es selbst nicht geschafft, eine Eintrittskarte fürs Van Gogh Museum zu bekommen, so was geht heutzutage nur noch übers Internet, mit *time slot*, Vorauszahlung und dann Ticket aufs Handy. Meine Freundin musste das für mich machen, ich kam einfach nicht klar, und viele ältere Menschen kommen damit nicht klar. Immer mehr Post- und Bankfilialen werden geschlossen, Buchungen sind nur noch im Netz möglich, und Onlinebanking, Fahrkartenbuchung, Hotelreservationen im Netz, das ist wirklich nicht ganz einfach. Ein Glück, wenn man jemanden kennt, der dabei helfen kann. Viele ältere Menschen finden sich in einer voll digitalisierten Welt nicht mehr zurecht, was für ein Theater, einen Personalausweis zu beantragen, und wenn man am Telefon mit dem Mitarbeiter verzweifelt, kriegt man gesagt: Sie kennen doch wohl jemanden, der sich da auskennt und das für Sie machen kann. Ich ja, aber nicht jeder. Was dann?

Meine Freundin hat mir geholfen, einen Instagramaccount (schon das Wort!) aufzumachen. Macht mir Spaß, konfrontiert mich aber auch mit jeder Menge Schwachsinn und Schrecken. Was sich da alles tummelt! Ich hatte ja keine Ahnung. Macht das jetzt meine Welt größer oder schäbiger? Ich weiß es immer noch nicht, wohl beides.

Was mich immer wieder fassungslos macht, sind die Meldungen über alte Menschen, die auf den sogenannten »Enkeltrick« hereinfallen oder einem falschen Polizisten vertrauensvoll ihren Schmuck und ihr Bargeld aushändigen, weil »Einbrecher unterwegs« sind. Besonders infam: Betrüger, die sich kurz nach Todesanzeigen beim Hinterbliebenen melden, mit irgendeiner Schreckensnachricht – ihre Tochter ist im Gefängnis, sie hat einen Radfahrer umgefahren, wenn Sie uns schnell 20 000 Euro geben, kommt sie frei. Und die vom Kummer eh noch verstörten Alten zahlen, ohne nachzufragen oder die Tochter (deren Namen die Betrüger aus der Todesanzeige kennen) anzurufen. Was für ein Albtraum, es muss doch möglich sein, alte Menschen so umfassend aufzuklären, dass so etwas nicht passieren kann? Es ist offenbar nicht möglich, wenn Schwäche und Verwirrung, Kummer und Angst zunehmen. Eine alte Frau starb vor Schreck nach einer ihr irrtümlich ausgestellten Wasserrechnung über 15 000 Euro. Das sind keine Anekdoten. Das ist bitter wahr und bitter unnötig. Aber ach.

Andererseits kann man auch im Alter noch lernen, sich auf Neues einzulassen. Meine Mutter hat achtzigjährig mit großem Vergnügen einen Englischkurs in der Volkshochschule belegt und bei der Gelegenheit auch noch neue Leute kennengelernt. Simone de Beauvoir hat schon vor mehr als fünfzig Jahren in ihrem Werk über das Alter geschrieben: *»Dass ein Mensch während der letzten fünfzehn oder zwanzig Jahre seines Lebens nur noch Ausschuss ist, offenbart das Scheitern unserer Zivilisation.«* Und sie formuliert es noch schärfer: *»Der Sinn oder Nicht-Sinn, den das Alter innerhalb einer Gesellschaft hat, stellt diese insgesamt in Frage, denn dadurch enthüllt sich der Sinn oder Nicht-Sinn des ganzen vorhergegangenen Lebens.«*

Und da, denke ich, hat doch jeder von uns ein Wörtchen mitzureden – habe ich alles mit mir machen lassen oder habe ich gemacht, dass aus meinem Leben etwas wird? Es ist nicht nur Glück und Zufall, zumindest nicht in unserm Land. Es ist auch Mut, Kraft, Anstrengung. Und ich weiß auch, dass es nicht jeder kann. Bei den Schwachen in der Gesellschaft, die es aus eigener Kraft und wegen gehäuften Unglücks nicht schaffen, ihr Leben zu stemmen, da müssen wir aufpassen, helfen, eingreifen, da müssen Gesetze regulieren. So ist es zum Beispiel unerträglich, in einer Wohlstandsgesellschaft wie der unseren Obdachlosigkeit zuzulassen.

George Tabori, der im Alter immer schöner wurde, hat das Buch der Beauvoir über das Alter gehasst, und ich mag es ehrlich gesagt auch nicht mehr besonders gern. Tabori hat gesagt: *»Die Freuden des Alternden werden von Terroristen wie Mme. de*

Beauvoir in ihrem notorischen Buch über das Alter verbittert. Außer den Fakten stimmt nichts daran. Mit der eines de Sade würdigen Lust zählt Madame alle Katastrophen auf, die das alte Fleisch befallen. So verbannt sie uns alte Leute in ein Ghetto der Fäulnis. Als wäre der Verfall nicht von Geburt an unser täglich Los.«

Ich will Mme. de Beauvoir ein wenig in Schutz nehmen. Sie schrieb ihr Buch mit zweiundsechzig, danach lebte sie noch gute sechzehn Jahre, und ich denke nicht, dass sie ihr Alter als »*Parodie des Lebens*« empfunden hat, wie sie schreibt. Vieles aus ihrem Standardwerk ist heute überholt, aber bewundernswert und richtig ist ihr Fazit, dass sich im Alter die Diskrepanz zwischen den Privilegierten und den Armen verstärkt und dass die Gesellschaft hier dringend Abhilfe schaffen muss mit besserer Altersversorgung. Sie schließt ihr Buch mit den Worten:

»*Wenn man begriffen hat, was die Lebensbedingungen der alten Menschen bedeuten, wird man sich nicht damit begnügen, eine großzügigere Alterspolitik, eine Erhöhung der Renten, gesunde Wohnungen und Freizeitgestaltung zu fordern. Es geht um das gesamte System und die Forderung kann nur radikal sein: das Leben verändern.*« Damit meint sie, der Mensch muss immer schon als Mensch behandelt und nicht danach beurteilt werden, was er einbringt, sprich, wozu er nützlich ist im Wirtschaftsgetriebe. Der Gedanke ist richtig, und doch glaube ich, dass es jenseits von wirtschaftlichem Nutzen für jeden Menschen unbedingt eine Tätigkeit geben muss, die seinem Leben Sinn gibt.

Alter ist nicht nur eine biologische, sondern auch eine kulturelle Tatsache. Es gibt das urkundliche, bürokratische Alter und das psychologische oder subjektive, das emotionale Alter.

Das Strafgesetzbuch macht, was Verbrechen angeht, keinen Unterschied, ob man einundzwanzig, vierzig oder achtzig ist. Man ist verantwortlich für das, was man tut – in jedem Alter. Und in jeder Gesellschaft wird von außen her bestimmt, was das ist, Alter, und was man macht mit den Alten. Das war durch all die Epochen sehr unterschiedlich – die Alten wurden geehrt oder verachtet, in der Familie behütet oder vom Stamm ausgesetzt, sie wurden als hinfällig und nutzlos gesehen oder als lebensklug und würdig geschätzt. Wir haben es nicht allein in der Hand. Es wird uns aufgezwungen, ob wir als nutzlos oder wertvoll gelten. Wir leben nicht im Naturzustand – die Gesellschaft weist uns die Rolle zu, die wir im Alter zu spielen haben.

Trotzdem ist es heutzutage an uns selbst, ob wir diese Rolle annehmen oder das werden, was Bertolt Brecht »Die unwürdige Greisin« nannte. Es ist eine seiner Kalendergeschichten, 1939 geschrieben, 1949 veröffentlicht. Es geht um seine eigene Großmutter, eine Greisin (sie ist zweiundsiebzig!!!), die fünf Kinder großgezogen hat und nach dem Tod ihres Mannes plötzlich beginnt, ein eigenes Leben zu führen und das zu genießen: sie kocht nicht mehr, sondern besucht Gasthäuser, sie findet neue Freunde, bei denen sie sitzt und am Nachmittag schon mal ein Gläschen Rotwein trinkt, und den Pfarrer, den die empörten und besorgten Kinder ihr schicken, lädt sie ins Kino ein. Die Umwelt ist entsetzt, vor allem ihre Kinder: sie soll sich gefälligst um die Enkel kümmern! Tut sie aber nicht. Brecht schreibt:

»Genau betrachtet lebte sie hintereinander zwei Leben. Das eine, erste, als Tochter, als Frau und als Mutter, und das zweite ein-

fach als Frau B., eine alleinstehende Person ohne Verpflichtungen und mit bescheidenen, aber ausreichenden Mitteln. Das erste Leben dauerte etwa sechs Jahrzehnte, das zweite nicht mehr als zwei Jahre.«

Die »Greisin« stirbt zufrieden mit vierundsiebzig Jahren. Die Erzählung endet so: *»Ich habe eine Fotografie von ihr gesehen, die sie auf dem Totenbett zeigt und die für die Kinder angefertigt worden war. Man sieht ein winziges Gesichtchen mit vielen Falten, und einen schmallippigen, aber breiten Mund. Viel Kleines, aber nichts Kleinliches. Sie hatte die langen Jahre der Knechtschaft und die kurzen Jahre der Freiheit ausgekostet und das Brot des Lebens aufgezehrt bis auf den letzten Brosamen.«*

Von Astrid Lindgren stammt das schöne Zitat: *»Es gibt kein Verbot für alte Weiber, auf Bäume zu klettern.«* Da ist was dran. Kafka dagegen: *»Alte Herren, die nackt über Heuhaufen springen, gefallen mir nicht.«* Da ist auch was dran!

Das, was Tabori bei Mme. de Beauvoir so heftig kritisiert und ablehnt, ihre Beschreibung der Defizite im Alter, das hat der römische Dichter Juvenal im vermutlich ersten oder zweiten Jahrhundert nach Christus noch viel drastischer beschrieben:

»Welcher Serie von Leiden – und was für Leiden – ist ein hohes Alter unterworfen! Da ist zunächst das entstellte, scheußliche, unkenntliche Gesicht; statt der Haut dieses hässliche Leder, diese hängenden Backen. (…) Die Alten sind alle gleich; ihre Stimme zittert, wie ihnen die Glieder zittern; kein Haar wächst mehr auf dem kahlen Schädel; ihre Nase ist feucht wie bei kleinen Kindern. Sein Brot kann der arme Alte nur mit zahnlosem Kiefer zermalmen. (…) Sein abgestumpfter Gaumen erlaubt ihm nicht mehr

wie früher, Weine und Speisen zu genießen. Was die Liebe betrifft, so hat er sie schon seit geraumer Zeit vergessen. (…) Bei den Greisen tut dem einen die Schulter, dem anderen die Niere, dem dritten der Schenkel weh. (…) Der Greis ist nicht mehr bei vollem Verstand. Ein langes Leben muss bezahlt werden mit ständig sich wiederholenden Verlusten, fortwährender Trauer und dem Alter, schwarzgekleidet, inmitten ewiger Trübseligkeit.«

Zack, da hat er es uns aber gegeben, und wir rufen ihm quer durch die Jahrtausende zu: Du warst ja Satiriker, lieber Juvenal, dann wollen wir das mal als Satire durchgehen lassen. Und er wusste noch nichts von unserer rührigen Kosmetikindustrie, die für und gegen alles ein Serum, eine Salbe, ein Gel anbietet. Kein Ledergesicht mehr, und auch alles andere haben wir heute gut im Griff. Wir wissen, worum es im Alter geht. Die Kosmetikindustrie überschüttet uns ja täglich mit Vorschlägen, wie wir straffer, jünger, frischer werden können, sie hat Produkte für innen und außen, Bilder zeigen verhärmte, faltige Frauen vorher, glücklich strahlende, straffe nachher. Das alles ist teuer, und wenn es nicht hilft, stehen ja immer noch willige Schönheitschirurgen bereit, um uns zu straffen und zu bearbeiten, damit man uns ja kein Alter mehr ansieht – als wäre das ein unerträglicher Makel. Erich Kästners böses Gedicht über die sogenannten Klassefrauen fällt mir ein, darin heißt es unter anderem:

Wenn es Mode wird, die Brust zu färben,
oder, falls man die nicht hat, den Bauch,
wenn es Mode wird, als Kind zu sterben
oder sich die Hände gelbzugerben,

bis sie Handschuh'n ähneln, tun sie's auch.
Wenn es Mode wird, sich schwarzzuschmieren,
wenn verrückte Gänse in Paris
sich die Haut wie Chinakrepp plissieren,
wenn es Mode wird, auf allen vieren
durch die Stadt zu kriechen, machen sie's.

Derzeit ist es Mode, sich die Mundwinkel hinter die Ohren ziehen zu lassen, Augenringe zu entfernen, Lippen und Wangen aufzuspritzen, sein Gesicht also nicht zu akzeptieren, sondern zu verändern, nur leider ist diese Mode, wenn sie wieder aus der Mode kommt, nicht mehr rückgängig zu machen. Mit dem Gesicht muss man dann leben. Madonna zum Beispiel sieht jetzt aus wie irgendwas an Halloween. Denn vor allem Frauen, die in der Öffentlichkeit stehen, wollen partout nicht, dass man ihnen ihr Alter ansieht. Ist es besser, ihnen anzusehen, was sie alles dagegen in Kauf nehmen? Wäre es nicht an der Zeit, selbstbewusst zu Alter und Aussehen zu stehen, was auch letztlich mit Würde zu tun hat?

Ich finde, wir dürfen aber ruhig auch »unwürdige Greise« werden, wobei das Wort Würde immer zu bedenken ist: Einen Minirock mit achtzig finde ich auch leicht unwürdig, so zu tun, als sei man noch jung und knackig und könnte alle Moden mitmachen, kann die Würde durchaus untergraben. Cher, siebenundsiebzig Jahre alt, die in einem Interview neulich sagte, sie gäbe was drum, noch mal siebzig zu sein (!), Cher, immer auf der Höhe aller modischen Geschmacklosigkeiten, ist dafür ein so lustiges wie schreckliches Beispiel. Das heißt aber nicht: mausgrau, beige, weit, Gummizug, bequem, Schluffen.

Sich gehen lassen ist so unwürdig wie sich grell aufbrezeln, hier liegt die Lösung vielleicht doch mal in der Mitte, die mir sonst eher verdächtig ist, ich habe die Extreme eigentlich ganz gern. Wir wissen es ja, als alte 68er: *»In Gefahr und großer Not / bringt der Mittelweg den Tod.«* Hier mal nicht. Die spöttische Dorothy Parker: *»Jahre sind nur Kleider. Entweder du trägst sie dein Leben lang mit Stil oder du gehst eben als Schlampe ins Grab.«* Entweder – oder. In der Mitte gibt's nix.

Wir tragen die Verantwortung für unser Leben. Ich hatte phantastische Höhen und schreckliche Abstürze, und mit beidem bin ich dankbar ausgesöhnt. Ich kämpfe gegen nichts an, was unvermeidbar ist. Das verleiht meinem Alter Zufriedenheit und Ruhe. Und die euphemistisch so genannten »lebenserhaltenden Maßnahmen« wird es bei mir auch nicht geben, denn sie machen das Leben ja nicht lebenswerter, sondern verlängern nur das Sterben. Warum sollte ich mir das antun, wenn es so weit ist? Mein bester Freund hat ein paar Tage nach der endgültigen Diagnose selbst Schluss gemacht, ohne dieses »vielleicht noch drei Monate« abzuwarten. Meine Freundin Elienne, die Bildhauerin war, Mutter zweier Söhne, Großmutter, lag am Ende in einem schönen Sterbehospiz, die Augen geschlossen, immer lächelnd, und manchmal sah sie mich an und sagte: »Ist es nicht wunderbar, alles? Und es ist so schön still hier, hörst du das?« Auch die Künstlerin Mary Bauermeister, mit der ich bis zu ihrem Tod befreundet war, seit ich mit ihr ein Buch über ihre turbulente Ehe mit dem Komponisten Karlheinz Stockhausen gemacht hatte, lag am Ende im Hospiz, sie malte und schrieb bis zuletzt, klagte nie und sah so schön und friedlich aus. Kein Aufbäumen, kein Ankämpfen, am Ende ein beinahe glückliches, dankbares Loslassen. So möchte ich auch sterben. Loslassen und lächeln.

Helga Schubert beschreibt in ihrem Buch über das Altern und die Krankheit ihres Mannes, »Der heutige Tag«, worum es geht: *»Es geht um das Loslassen, das Annehmen, es geht um das Friedenschließen, das Einverstandensein, um das nicht dauernd den andern, sich und das Leben Ändernwollen.«*

Das ist alles richtig, und dennoch spüren wir, die wir alt werden, durchaus auch, was nicht mehr geht, oder sagen wir: was einfach nach und nach aufhört. Die Schweizer Schriftstellerin Isolde Schaad hat es mit Humor und Scharfsinn so beschrieben: *»Aufhören, der schwerste Anfang. Aufhören, Cello zu spielen. Aufhören, High Heels zu tragen. Aufhören, wütende Pamphlete in die Maschine zu hämmern oder Leserbriefe zu verfassen, die dann doch im Papierkorb landen. Aufhören, von alpinen Landschaften zu träumen, die man in Schneeschuhen überquert. Aufhören, Reisen zu planen, die seit Jahren auf der Pendenzenliste stehen, das Gebirge, den Gipfel, das Land, die Stadt der Sehnsucht zu sehen, bevor es zu spät ist. Es ist längst zu spät.«*

Na ja, nicht für alles. Meine Pamphlete hau ich immer noch in die Maschine und schicke sie auch ab. Streit hat mich stets munter gehalten, aber sonst … Schneeschuhe? Wohl nicht mehr.

»Forever Young« sang Marian Gold, der einst so schöne Sänger von Alphaville in dem Jahr, als wir beide die Goldene Europa kriegten, einen Fernsehpreis des Saarländischen Rundfunks. Ich stand damals hinter der Bühne, 1984, ich war einundvierzig Jahre alt, und Marian Gold war knapp dreißig, und

ich wusste schon, dass *forever young* nicht klappen würde. Er noch nicht.

Und irgendwann will man auch nicht mehr *forever young* sein. Der große Leonard Cohen singt in seinem letzten Song:

A million candles burning
For a love, that never came.
You want it darker –
We kill the flame.

Neuerdings sagt man ja auch nicht mehr »die Greise« oder »die Alten«: Wir sind die *Best Ager,* die *Goldies,* wir durchleben die *dritte Lebensphase* als *Silver Agers* oder *Generation plus,* beschäftigt mit *active aging.* Wir sind *Unruheständler* und, besonders schön: *Grampies* (grown active moneyed people in excellent state). Geht's noch? Wir sind einfach nur alt! Und stellt euch vor, Altwerden gehört zum Leben und trifft jeden, der nicht jung stirbt. Irgendwer hat mal gesagt: Die Kunst des Lebens besteht darin, jung zu sterben, das aber so spät wie möglich.

»Der Mensch, der, seiner Sechzigjährigkeit zum Trotz, heute in den Spiegel schaut und keinen Hauch von Anciennität und Seniorenwürde sehen kann, hat also nicht das Alter neu erfunden, nur die Jugend, die er gedehnt hat bis an die Grenze des Möglichen.« (Claudius Seidl in der FAZ)

Die Beatles konnten sich ein noch höheres Alter als vierundsechzig gar nicht vorstellen, *»will you still need me, will you still feed me when I'm sixtyfour?«*

Und *»Where are we now?«*, fragte David Bowie in einem

Song 2013, da war er sechsundsechzig Jahre alt und hatte noch drei Jahre zu leben. Er blickt in diesem Song voller Melancholie auf seine Jahre in Berlin zurück und auf all die Toten, die ihn daran erinnern, »*just walking the dead*«. Im Radio wurde dieses Lied kaum gespielt: zu depressiv. Wobei wieder mal Depression mit der sanfteren Schwester, der Melancholie verwechselt wurde. Melancholie, habe ich mal irgendwo aufgeschnappt, ist ja keine Krankheit. Sie ist der Endzustand nach einer Kette von Entwertungsvorgängen. Und auch in den Tiefgeschossen der Ausweglosigkeit können wir doch irgendwann wieder ein Licht anmachen.

Ich erinnere mich an den großen Film »Der Leopard« von Luchino Visconti, in dem der junge, freche, schöne Tancredi, gespielt vom (jetzt sehr alten!) Alain Delon, seinem Onkel, dem Fürsten Salina – hinreißend verkörpert von Burt Lancaster, ein im Alter so wunderschöner Mann – vorwirft, er flirte schon mit dem Tod. Er begreift nicht die Melancholie des alten Mannes, der angesichts von Jugend und Schönheit den eigenen Verfall spürt, so wie auch Sizilien und sein Schloss und alles um ihn herum gerade verfällt. Er ist bis in die Seele müde. Dann wird Leben, dann wird Alter zu einem einzigen langen Schmerz, und der Tod ist als sanfter Freund willkommen. Martin Walser schreibt in »Das geschundene Tier«: »*Wenn du kein Virtuose im Vergessen bist, verblutest du auf der Intensivstation Erinnerung.*«

Ich frage mich oft, was Junge eigentlich von Alten erwarten. Rückzug? Haltung? Stillschweigen? Verzicht? Auf keinen Fall sollen wir Meinungen haben, uns beklagen, auffallen oder gar – sehr heikles Thema! – noch eine Sexualität leben. Ach, ihr habt wirklich keine Ahnung. Als würde man automatisch ein anderer Mensch im Alter – wer immer gekämpft hat, kämpft auch mit achtzig, wer viel geliebt hat, hört doch damit nicht auf, weil eine Altersgrenze erreicht ist. Das Fieber der Leidenschaft lässt nach, aber doch nicht Liebe und Zärtlichkeit.

Albert Einstein wusste nicht nur in Physik und Mathematik Bescheid – er hatte eine Freundin, die ihn einmal die Woche besuchte, dann ging Frau Einstein in die Stadt, Besorgungen machen. Er war wohl eher so der »relative« Ehemann, denn er sagte: *»Der obere Teil unseres Körpers denkt, aber der untere entscheidet unser Schicksal.«* Der gute alte Cicero erklärt sich in seiner berühmten Schrift »De senectute« froh darüber, dass die Lust und das Ungestüme im Alter endlich mal nachließen, die hätten in der Jugend gerade genug Unglück angerichtet. Und er glaubt: *»Freilich spürt der, der kein Verlangen fühlt, auch keine Entbehrung.«*

Wenn er da mal nicht irrt.

Sehr lustig hier die Essayistin und Feministin Silvia Bovenschen, die viel übers Alter nachgedacht hat und wie ich aus der antiautoritären Bewegung der sexuell aufgeklärten 68er kam: sie schreibt, dass sie unbedingt für eine rege Alterssexualität sei, aber: *»Ich möchte nur nicht dabei sein.«*

Ich schon.

Es gilt ja als völlig normal, dass alte Männer sich oft mit sehr jungen Frauen zusammentun, aber wehe, eine ältere Frau hat einen jungen Liebhaber oder Partner – wie peinlich! Ich freu mich immer, wenn ich Macron und seine Frau so innig miteinander sehe, und sehr gern erzähle ich von der brasilianischen Komponistin Chiquinha Gonzaga, 1847–1935, die sich mit zweiundfünfzig Jahren in einen sechzehnjährigen Musiker verliebte, ihn, um Skandalisierung zu vermeiden, adoptierte und mit ihm lebte bis zu ihrem Tod, sie wurde siebenundachtzig Jahre alt. Da war er dann zweiundfünfzig. Geht doch.

Fanny Ardant, die sich im Film »Im Herzen jung« in einen sehr viel jüngeren Mann verliebt (und er sich in sie – er ist fünfundvierzig, sie fünfundsiebzig), sagte dazu in einem Interview: *»Wir sind heute rückständig. In der Literatur des 19. Jahrhunderts, bei Balzac, Stendhal, Flaubert verlieben sich alle Frauen in jüngere Männer. (…) Sich in einen jüngeren Mann zu verlieben ist eines der letzten Tabus. Man denkt bei Liebe nur an Sex und bei Sex nur an den Körper. Man spricht nicht mehr von der Seele, wie in Goethes »Wahlverwandtschaften«.*

Wirklich seltsam, dass das Thema ältere Frau – jüngerer Mann immer noch als Tabu gilt, welch enges Kästchendenken steckt dahinter? Es ist doch so offensichtlich: Ältere Frauen machen jüngeren Männern keine Angst, sie müssen nicht versorgt werden, wollen keine Kinder (mehr) und wissen in der Liebe Bescheid. Es funktioniert in der Regel gut.

Die Fürstin Metternich soll gesagt haben, als sich jemand über ihre Liebesgeschichten noch mit achtzig wunderte: *»Ich bin erst achtzig. Im Namen wovon, meinen Sie, soll ich auf die Liebe verzichten?«*

Der 1900 geborene Julien Green im Tagebuch am 19. Juni 1998:

»Also gut, es gibt jetzt Stunden, in denen ich mich alt fühle. Fast hätte ich gesagt: endlich, aber eine leise Stimme lehnt sich in mir auf, und alle Begeisterungen von einst toben in diesem unsichtbaren Herzen, das in mir fortdauert wie in jedem von uns. Im Innersten ist man nie alt.«

Laure Adler zitiert das in ihrem fabelhaften Buch »Die Reisende der Nacht«, ein Reisetagebuch ins Reich des Alterns. Sie erzählt darin von Gesprächen mit alten Frauen, die dankbar sagen: Ich hatte das Glück, alt zu werden, und die auch wollen, dass man ihnen ihr Alter ansieht. Ich empfinde es nicht als Kompliment, wenn mir jemand sagt: *»Du siehst doch noch gut aus.«* Es hat eine abwertende, eine pejorative Bedeutung, so etwas zu sagen – sieh da, eine Alte, aber noch erstaunlich in Schuss. Was soll das sein, ein Lob? Es ist vergiftet. Spart es euch. Ich weiß selbst, wie ich aussehe. Was habt ihr erwartet? Eine vertrocknete Kartoffel? Ich lebe noch. Und ich empfinde mein Alter durchaus nicht als Strafe, oder, wie Laure Adler schreibt: *»Das Alter ist nicht der Preis, den wir für alles Glück bezahlen, das wir in der Vergangenheit empfunden haben.«*

Aber natürlich gilt auch immer noch, was Susan Sontag schon 1972 in ihrem Essay »The Double Standard of Aging« über das unterschiedliche Altern von Männern und Frauen schrieb, beziehungsweise darüber, wie es gesellschaftlich gewertet wird, nämlich kurz gesagt: die Frau verblüht, der Mann reift. Die Frau wird in der Regel über ihr Äußeres beurteilt, der Mann über seinen Status. Bei ihr machen graue Haare alt, ihn machen graue Schläfen interessant. Ach, und das nehmen wir einfach so hin, ohne uns dagegen zu wehren, wir unterwerfen uns dieser Einordnung wie das Lamm der Schlachtbank? Wir Frauen können fabelhaft altern, und Männer können gnadenlos verhutzeln, und das Gegenteil gilt, wie immer, auch. Aber in den Köpfen sitzt es schon ewig fest: er wird im Alter attraktiver, sie baut ab. Was für ein Quatsch.

Simone Signoret, die mit Yves Montand verheiratet war,

schreibt in »Ungeteilte Erinnerungen«: »*Wir sind gleich alt, Montand und ich. Er hat an meiner Seite erlebt, dass ich altere, ich dagegen habe an seiner Seite erlebt, dass er reifte. So sagt man doch bei Männern, sie reifen: die weißen Strähnen werden silbrig genannt, Falten meißeln ihr Gesicht, während sie uns hässlich machen.*«

Die französische Schriftstellerin Colette hat in ihrem Doppelroman »Chéri« und »Chéris Ende« die Geschichte des neunzehnjährigen, hübschen jungen Mannes namens Fred erzählt, den alle nur Chéri nennen und der von seiner Mutter ganz bewusst mit ihrer welt- und männererfahrenen Freundin Léa verkuppelt wird, die gute dreißig Jahre älter ist als er. Er soll lernen: Manieren, Gewandtheit, Kultur, auch Sex – und er lernt. Und siehe da, die beiden lieben sich sogar, sie sind sechs Jahre zusammen, und Chéri wird unter Léas Anleitung ein Mann von Welt. Und dann kommt es, wie es kommen muss: er verlässt sie und heiratet, wie ja auch vorgesehen, eine junge hübsche Frau, Edmée, und Chéri langweilt sich tot mit Edmée. Und kehrt fünf Jahre später zu Léa zurück. Tja, und Léa, die es unerwartet heftig getroffen hatte, dass Chéri sie verließ, Léa hatte nach diesem letzten Liebhaber keine Lust mehr auf enge Korsetts, schwere Parfüms und gefärbte Haare – sie ist jetzt grauhaarig und über fünfzig. Sie öffnet Fred die Tür, und nun liefert uns Colette eine der grausamsten Beschreibungen von Alter, die es in der Literatur gibt:

»*Léa stand zwischen Chéri und dem Fenster, und ihre feste, fast kubische Masse machte ihn zunächst gar nicht bestürzt. Als sie sich bewegte, um einen Sitz zu erreichen, entschleierte sie ihre Züge, und er begann sie innerlich anzuflehen, wie er einen Irren mit Waf-*

fen in der Hand angefleht hätte. Rot, etwas teigig rot, verschmähte sie jetzt Puder und lachte mit einem Munde voller Gold. Alles in allem eine gesunde alte Frau mit breiten Hängebacken und einem Doppelkinn, die in der Lage war, ihre Fleischlast zu tragen, frei von Stützen und Fesseln.« Und sie sieht sein Entsetzen, setzt noch einen drauf und sagt: »*Nun, mein Kleiner, wo kommst du denn in dieser Verfassung her? Du siehst ja gar nicht gut aus, nicht wahr?*«

Am Ende des Romans erschießt sich Chéri.

Ich habe das Gefühl, dass sich an der Abwertung älterer Frauen ganz langsam etwas ändert. Man begreift, dass sie nicht unbedingt in die dunkle Zone der sexuellen Neutralität eintreten. Ich empfinde uns ältere, vergnügte Frauen heute oft fast als eine Art Avantgarde, weil wir genauso wenig mit achtzigjährigen Männern zusammenleben wollen wie offenbar achtzigjährige Männer mit alten Frauen. Was die können, können wir doch auch und suchen und finden jüngere Gefährten. Und so kommen doch letztlich alle auf ihre Kosten, oder?

Die Schriftstellerin George Sand, die keinen möglichen Liebhaber ausgelassen hat und das Alter genoss, schrieb an den schwermütigen Gustave Flaubert: »*Du wirst bald in den glücklichsten Abschnitt deines Lebens kommen, das Alter.*« Jane Fonda sagte in einem Interview, sie habe »*den Laden*« (!) erst mit achtzig endgültig dicht gemacht. Frauen reden über dergleichen meist nicht öffentlich, aber ob »der Laden« noch läuft oder nicht, glaube ich einer Frau durchaus anzusehen.

Jenseits von Mitte vierzig können wir nur noch selten Mutter werden, aber Männer wie Robert de Niro oder Al Pacino wurden mit über achtzig noch Väter, Anthony Quinn zeugte mit einundachtzig Jahren sein vierzehntes Kind, Charlie Chaplin wurde mit dreiundsiebzig noch mal Vater, Picasso mit achtundsechzig und der Bergkraxler Luis Trenker zeugte sein letztes Kind mit sechsundneunzig. Das dürfte der Rekord sein. Erstrebenswert?

In der Bibel, dem großen ewigen Märchenbuch, ist das Alter eine ganz besondere Kategorie: wir erinnern uns, dass Adam, Methusalem oder Noah alle über neunhundert Jahre alt wurden, Sarah hat ihren Sohn Isaak immerhin mit neunzig geboren und hat danach noch fast dreißig Jahre gelebt. Aber irgendwann hieß es plötzlich:

»*Unser Leben währet siebzig Jahre, und wenn's hoch kommt, so sind's achtzig Jahre, und wenn's köstlich gewesen ist, so ist es Mühe und Arbeit gewesen; denn es fährt schnell dahin, als flögen wir davon.*« (Psalm 90, Vers 10)

Das habe ich in meiner kleingedruckten Kinderbibel gerade mit der Lupe nachschlagen müssen, und zwei Verse weiter, bei Vers 12 heißt es: »*Lehre uns bedenken, dass wir sterben müssen, auf dass wir klug werden.*«

Der Dichter Rainer Maria Rilke schrieb 1905 – da war er gerade dreißig Jahre alt – an den ungarischen Schriftsteller Arthur Holitscher:

»*Ich glaube an das Alter, lieber Freund, Arbeiten und Altwerden, das ist es, was das Leben von uns erwartet. Und dann eines Tages alt sein und noch lange nicht alles verstehen, nein, aber anfangen, aber lieben, aber ahnen, aber zusammenhängen mit Fernem und Unsagbarem, bis in die Sterne hinein.*«

Ach ja, Rilke. Immer schwärmerisch unterwegs, er selbst sollte das Alter gar nicht mehr erleben, er wurde nur einundfünfzig Jahre alt. Und Arthur Holitscher konnte sein Alter wahrlich nicht genießen – er starb völlig verarmt in einem Quartier der Heilsarmee in Genf. Seine Grabrede hielt immerhin Robert Musil.

Wir haben begonnen, das Alter als Lebenskunst anzunehmen, nicht als tragisches Schicksal voller Fallstricke. Und vor allem: gejammert wird nicht. Leute, die jammern, die alles besser wissen, die sich nur beklagen, auf alles schimpfen, immer benachteiligt sind, nie selbst was falsch gemacht haben – grundguter Himmel: Die muss man meiden, immer. Erst recht im Alter.

Marie Luise Kaschnitz schreibt in »Orte«: *»Das Alter ist für mich kein Kerker, sondern ein Balkon, von dem man zugleich weiter und genauer sieht.«*

Schlimm ist, wenn zum Alter Einsamkeit dazukommt. Allein zu sein, das kann etwas Wunderbares sein. Einsamkeit aber ist Kälte und Verzweiflung. Julien Green schreibt in seinen Erzählungen »Fremdling auf Erden«:

»Ich neige zu plötzlichen Anfällen von Traurigkeit, die ich auf mein einsames Leben zurückführe. Meistens kommt diese Traurigkeit abends, und dann ist mir, als würde die Nacht, die auf die Erde herabsinkt, nie wieder vergehen. In solchen Fällen hilft mir auch der Verstand nicht weiter, und alle meine Gedanken verstärken nur die Verzweiflung, die mich befällt. Die einzige Rettung ist Lesen.«

(Aber er notiert bereits im April 1996 in seinen Tagebüchern: *»Das Buch, so wie wir es gekannt haben, stirbt. Es geht dahin mit der Sprache, die verhunzt wird.«* Und da wurde noch nicht mal gegendert!)

Lesen – das war und ist immer auch mein Rezept. Und wir alle kennen außer dem Alleinsein, das guttut, solche Fälle von

Einsamkeit, die weh tun. Es gibt aber Abstufungen – eine Einsamkeit, die man selbst sucht zum Beispiel, gerade im Alter: ein sich Fernhalten von Menschen als Schutz gegen Leid und Kummer, die einem aus Begegnungen auch erwachsen können. Sigmund Freud diskutiert diesen Gedanken in seiner Schrift »Über das Unbehagen in der Kultur« als Technik der Leidabwehr. Einsamkeit als Schutz. Das gilt aber nur, wenn sie sich nicht als Dauerzustand festfrisst, was eine Gefahr im Alter sein kann. Nietzsches Zarathustra wurde *»seiner Einsamkeit zehn Jahre lang nicht müde«*, er nannte sie die *»azurne Einsamkeit«*, aber auch: die gottverlassene, und schließlich stieg er wieder von seinem Gebirge hinunter zu den Menschen – ohne ging es eben doch nicht, *»der Frost der Einsamkeit«* machte ihn zittern. Und Nietzsche schreibt auch, letztlich: *»Aber der schlimmste Feind, dem du begegnen kannst, wirst du immer dir selber sein; du selber lauerst dir auf in Höhlen und Wäldern. Einsamer, du gehst den Weg zu dir selber!«*

Wir wissen das, oder? Wir sind im tiefsten Innern immer allein. Und brauchen die Gesellschaft von Menschen, um diese innerste Einsamkeit auszuhalten. Gerade im Alter sollte man das wissen und sich darum bemühen, sonst kann es bitterkalt werden. Nur noch einen Gedanken des Philosophen Hans-Georg Gadamer dazu, der unterscheidet zwischen Einsamkeit und Vereinsamung: Einsamkeit, sagt er, ist Verzicht. Vereinsamung ist Verlust. Das Verlorene schmerzt mehr als das Selbstgewählte.

Das Alleinsein gehört zum Leben, aber gegen aufkommenden Trübsinn dabei lässt sich etwas machen – ein Glas Wein, ein Spaziergang, ein Telefonat mit einem lieben Menschen, eine Bachkantate, oder eben: das Buch, das Buch. Traurigkeit und Melancholie gehören zum Leben, zum Leben der Jungen genauso wie zu dem der Alten, sie sind eine geradezu anthropologische Konstante, und ich glaube, dass viele, bei denen Depressionen diagnostiziert werden, im Grunde »nur« melancholisch sind – zumindest gibt es da sicher einen Graubereich, und die Therapie ist schwierig und, was die entsprechenden Medikamente betrifft, auch gefährlich. Die Melancholie ist ein flüchtiger Gast im dunklen Herbst, in stillen Nächten, in Erinnerungen an schönere Zeiten, in Zeiten des Kummers. Die Depression ist eine Krankheit, aus der man sich heraushelfen lassen muss. Ich glaube, dass die fatale Lücke zwischen dem Ideal und der Realität die Einbruchstelle ist für Angst und Depression. Das und das und jenes hatten wir uns doch so schön vorgestellt, und nun …?

Einsamkeit kann melancholisch machen bis hin zur Krankheit. Und das gilt für die Jugend natürlich genauso wie für das Alter. In den Zeitungen las man gerade, dass immer mehr Jugendliche sich entsetzlich einsam fühlen. Sie kommunizieren mit ihren Handys. Ich habe mir immer geschworen, nie Sätze anzufangen mit »Früher …«. Früher war nicht alles besser. Und was früher war, interessiert heute keinen mehr. Aber früher saßen wir nicht allein mit Handy in unserm Zimmer, wir standen an den Straßenecken und rauchten und flirteten und redeten miteinander.

Vergessen Sie das wieder. Ich will nicht »Früher …« sagen. Aber … Oder?

Die kleine, knapp 1,50 Meter große, aber unbändig energiegeladene und blitzgescheite amerikanische Sexualtherapeutin

Dr. Ruth Westheimer, die zu kennen ich das große Glück habe, weil sie mich immer mit ihrer Fröhlichkeit ansteckt, ist gerade zur ersten Einsamkeitsbotschafterin des Staates New York ernannt worden. Jeder in den USA kennt Dr. Ruth, die in Radio und Fernsehen ohne Scham und Angst über sexuelle Probleme spricht. Sie kennt keine Angst und keinen Schrecken mehr, seit sie als jüdisches Kind den Nazis in einem Kindertransport 1939 gerade noch entkam. Sie fühlte sich unter all den Kindern einsam, wie auch später in einem Kibbuz in Israel, und erst in New York verlor sie dieses Gefühl. Sie weiß, was einsame Menschen leiden, und will dagegen nun als Botschafterin kämpfen. Mit fünfundneunzig Jahren. Bravo, Dr. Ruth. In Großbritannien wurde schon 2018 ein Ministerium gegen Einsamkeit eingerichtet, und laut einer Umfrage findet sich im Deutschland von 2023 jeder vierte Mensch einsam. Einsam und unglücklich inmitten von Menschenmassen? Wie kann das sein?

Aber wer keine sozialen Kontakte hat, sie nicht im Laufe des Lebens aufbauen konnte oder sie durch Tod oder Trennung verloren hat – wie soll der im Alter glücklich leben können. Doch auch da gibt es Auswege, es gibt die Möglichkeit, sich sozial zu engagieren, wo auch immer, Hilfe wird an so vielen Stellen gebraucht. Nicht, dass ich die Alten nun mit der Erwartungshaltung belegen möchte, man müsse aktiv sein – muss man nicht, kann man aber, wenn es einem an Kontakten und Sinn im Leben mangelt. Hätte ich nicht meinen Freundeskreis und meine Arbeit, die mich auf Trab halten (der Didion'sche Schwung!), ich bin sicher, ich stünde an irgendeiner Tafel, würde Suppe ausgeben oder Flüchtlingen helfen, sich mit deutschen Ämtern herumzuschlagen. Ich zanke mich doch so gern mit Bürokraten herum! Ganz gewiss aber säße ich nicht neben dem Telefon und würde mir Max Rabes Lied auflegen, »*Kein Schwein ruft mich an*«. Wir Älteren haben oft das große Bedürfnis, allein zu sein, viel mehr als früher. Aber das bedeutet nicht: einsam zu sein. Nach dem Rückzug, der Ruhe des Alleinseins, nach der Stille muss wieder das Gespräch, muss der Austausch kommen. Sonst ist es nicht auszuhalten. Um gern allein zu sein, muss es also in unserem Leben andere oder wenigstens einen anderen Menschen geben, der nur gerade nicht da ist, das ist, glaube ich, die richtige Formel.

Und noch ein Gedanke, er betrifft sicher nicht alle, aber mich: Je älter ich werde, desto mehr sind mir Partys ein Graus – Hochzeiten, Geburtstage, Silvester, man steht mit Gläsern in der Hand rum, redet dummes Zeug, isst scheußliche Häppchen und möchte sich nur noch setzen und andere Musik hören. Ich sage alles ab, was man mir in dieser Richtung zumuten will, manchmal direkt, manchmal mit Notlügen, um niemanden zu kränken. Aber nun steht's im Buch: verschont mich, ladet mich nicht ein. Ich hatte das jahrzehntelang, ich kenne jede Art von Party, und ich brauche keine einzige mehr davon. Ich fühle mich auf diesen Partys viel einsamer als allein zu Hause. Alles klar? So, das ist nun auch geklärt. Tut gut, so ein Buch zu schreiben.

Das nächste Mal also feiert ohne mich.

Über das Alter werden viele Plattitüden verbreitet. Barack Obama, der uns alle wohl mehr enttäuscht hat als irgendein anderer Politiker, weil wir den jungen, schwarzen, dynamischen Mann mit Hoffnung nur so überschüttet haben, Barack Obama ist der König der Plattitüden in seinen absurd hochbezahlten

Reden. Er fordert immer schneidig dazu auf, die Alten sollten Platz machen für die Jungen (so kürzlich wieder in Berlin), und dann setzt er sich für die Wiederwahl von Joe Biden ein. Der ist jenseits der achtzig und trotz moralisch einwandfreier Gesinnung als einer der wenigen Politiker heutzutage sichtbar greisenhaft. Obama sagt ja auch immer, die Probleme der Welt wären gelöst, wenn Frauen das Sagen hätten. Auch so ein Firlefanz. Meint er Liz Truss oder Alice Weidel oder wen? Alle Frauen von Haus aus gut? Alle alten Männer schlecht? Churchill, Mandela, Gandhi? Das unselige Verallgemeinern ist Obamas Stärke, und dann nach jedem Satz eine imposante Pause, um den Supergedanken wirken zu lassen. Nicht nur weiße alte Männer sind problematisch, Obama, mittelalt und schwarz, ist es auch. Es gibt viele gefährliche, reaktionäre und machtgeile Politiker, die uns mehr Sorgen machen als Obama. Aber Obama war an der Macht, beladen mit den Hoffnungen fast der ganzen Welt. Und er hat alle enttäuscht. Mir tut das weher als bei einem Netanjahu, einem Xi, einem Orbán. Von denen erwarte ich eh nichts Gutes.

Der Schweizer Schriftsteller Charles Lewinksy, Jahrgang 1946, hat während der Pandemie ein Buch mit dem Titel »Sind Sie das?« geschrieben. Er nennt es im Untertitel »Eine Spurensuche«, und es geht um einen Rückblick auf sein Leben. Der Anfang lautet so:

»Wenn man fünfundsiebzig wird, kann man eine Kreuzfahrt buchen und beim Captain's Dinner feststellen, dass einem der Smoking definitiv nicht mehr passt. Man kann endlich mal seine Fotoalben sortieren und dabei die Erfahrung machen, dass man bei vielen Gesichtern nicht mehr weiß, zu wem sie gehören. Man kann sich

einen Porsche kaufen und ihn in der Garage stehen lassen, weil man sich ja doch nur mit der vertrauten Rostlaube auf die Straße traut. Oder man kann ein Buch schreiben.«

Und das tut er nun. Wie ich. Weil uns das Thema Altern beschäftigt, aber eben nicht als Abschied vom Leben, sondern als ganz bewusst gelebte und geschenkte Zeit und als eine Art Rückblick auf die langen Jahre davor. Am Ende resümiert er:

»Was ich nicht erwartet hatte: Ereignisse aus meiner Jugendzeit, obwohl sie mehr als ein halbes Jahrhundert alt sind, scheinen in meinem Kopf viel präsenter zu sein als die Dinge, die ich später erlebt habe. Aber wahrscheinlich ist das bei allen Menschen so. Es würde erklären, warum in Autobiographien immer die ersten Kapitel die interessantesten sind.«

Ich schreibe hier keine Autobiographie, ich mache mir Gedanken über das Altwerden, und da hat die Literatur in meinem Leben immer eine große Rolle gespielt, die Literatur und die Musik als große Trösterin. Ans Autobiographische trau ich mich noch nicht ran. Aber ans Jetzt:

Ich kann noch denken. Ich kann noch lesen. Ich kann noch arbeiten, die Aufträge werden jetzt sogar immer schöner, weil ich nichts mehr beweisen muss und nur noch mache, was mir wirklich Freude bringt. Ich muss kein Geld mehr verdienen, es gibt tatsächlich eine Rente, und ich hatte viel Glück im Leben. Ich bin nicht reich, aber ich bin vollkommen sorgenfrei, das ist etwas Großartiges. Mehr muss nicht sein. Ich bin ohnehin so arm aufgewachsen, dass ich pompös zur Schau gestellten Reichtum immer als obszön empfunden habe. (Das Leben einer Familie Geiss im Fernsehen darzustellen ist obszön.)

Und dann sehe ich Falten am Hals und Altersflecken auf

den Händen und denke: na ja, früher war ich glatter, schöner, aber unglücklicher, und mein Freund sagt: heute bist du viel schöner, ändere ja nichts. Und schon sehe ich wieder aus wie vierzig. Na ja, fast.

Aber um mich herum sterben die Freunde. Norberto Bobbio: »*Während du durch die verschiedenen Orte des Gedächtnisses wanderst, sammeln sich rings um dich her die Toten, deren Schar mit jedem Jahr größer wird. Die meisten von denen, die zu deiner Begleitung gehörten, haben dich inzwischen verlassen. Aber du kannst sie nicht auslöschen, als hätten sie niemals gelebt.*«

Zuerst gehen die Eltern, und dann sitzt da ein Kerl wie ein Baum und sagt: ich hab Krebs, nichts mehr zu machen. Und da kommt die Freundin und sagt: ich hab Leukämie. Ein schwuler Freund, treuer Begleiter seit Jugendtagen, stirbt langsam an Aids. Die Einschüsse kommen näher, ich stehe immer öfter an Gräbern und weine und kann doch gar nichts ändern. Der Pfeil hat getroffen, er verfehlt sein Ziel nie. Das ist die entsetzlichste Seite des Altwerdens: dass sich die Reihen so grausam lichten, dass man vor dem Tod derer, die man liebt, mehr Angst hat als vor dem eigenen.

Mascha Kaléko hat das in ihren »Versen für Zeitgenossen« so schön gesagt:

Vor meinem eignen Tod ist mir nicht bang,
Nur vor dem Tode derer, die mir nah sind.
Wie soll ich leben, wenn sie nicht mehr da sind?

Und vor allem, wie soll ich noch mehr von diesen grauenhaften Beerdigungen, Totenfeiern mit Kaffee und Kuchen, von diesen sinnlosen Predigten aushalten? Unsere Beerdigungsrituale sind fürchterlich, ich möchte da nicht mehr mitmachen und es auch niemandem meiner Freunde zumuten, sich Tiraden über mein Leben anzuhören, dann spielt die Orgel, dann werfen wir ein Händchen voll Erde auf den Sarg. Und dann gehen wir in ein scheußliches Lokal und essen Streuselkuchen! (Ich erinnere mich an eine Trattoria neben Roms größtem Friedhof Campo Verano, ein Schild im Fenster: »È più bello piangere qui!« »Hier weint sich's schöner!«) Ich möchte keine Anzeige, ach, wie wichtig ich doch war, ach, wie sehr ich fehlen werde, vielleicht noch ein Zitat aus »Der kleine Prinz« oder, auch gern genommen, etwas mit der durch den Wald fliegenden Seele von Eichendorff, Elke hatte es ja immer mit der Literatur – mir sträuben sich die Nackenhaare. Meine Freundin hat mir versprochen, es beiläufig zu regeln. Mitteilungen erst, wenn alles vorbei und meine Asche irgendwo ist, wo auch der Hund mal mit hindarf. Unter einem Baum. In einem sogenannten Friedwald. (Schön! Ich, die ewig Unfriedliche im Friedwald!) Wir malen uns lachend aus, wie eine Buchhändlerin anruft wegen einer Lesung, und dann sagt meine Freundin: *»Ach, die liest nicht mehr, die ist doch tot!«*

Aber manchmal träume ich auch davon, einen Haufen Geld zu investieren in ganzseitige Anzeigen, ach was, in Anzeigen auf den Titelseiten der großen Zeitungen (was kostet so was? Ein Vermögen. Na und? Ich wär doch tot, weg mit dem Geld!), und da würde ich meinen eigenen Nachruf schreiben, der ein Ruf an die noch Lebenden wäre, etwa so:

Was für ein ängstlicher, anspruchsloser, mittelmäßiger Haufen seid ihr alle miteinander! Ihr schreibt, druckt und lest überflüssige Bücher, ihr lasst euch ein Fernsehen vorsetzen, das unzumutbar ist, ihr fresst in Massen Tiere, ohne zu sehen, wie die leiden, ihr lasst die Oper eingehen, dieses wunderbare Kunstwerk, das euch zu kompliziert geworden ist. Ihr begreift gar nichts. Eure Ansprüche sind im Materiellen riesig und im Intellektuellen, im Kulturellen mikroskopisch, ihr habt kein Mitgefühl mehr, und ihr könnt euch für nichts mehr begeistern. Ich bin tot, aber ihr seid es auch, jetzt schon, ihr habt mich alle miteinander enttäuscht und entsetzt und angewidert, fahrt zur Hölle, ich geh schon mal vor und heize da für euch ein.

Ach, das wär's doch, oder? Dabei bin ich oft eher traurig als wütend über die Menschen, die ich so beschimpfen möchte. Wisst ihr noch, möchte ich sagen, wie wir früher zusammen ins Theater gegangen sind? Dann saßen wir zusammen ums Radio, dann zusammen vorm Fernseher. Jetzt starrt jeder allein auf sein Tablet. Macht euch das wirklich glücklich? Habt ihr nicht das Gefühl, dass da etwas grundlegend falsch läuft? Dass ihr in einer Falle steckt? Soll das bis zu eurem, unserem einsamen Tod wirklich einfach so weitergehen?

Der Filmregisseur Luis Buñuel hatte eine besonders schöne Idee von seinem Tod, er sagte mit zweiundachtzig Jahren: »*Ich möchte wenigstens einmal alle zehn Jahre von den Toten auferste-*

hen. Von meinem Grab würde ich dann zum nächsten Kiosk gehen und einige Zeitungen kaufen. Mehr würde ich nicht verlangen. Bleich, mit meinen Zeitungen unter dem Arm, und möglichst unauffällig, im Schatten der Häusermauern ginge ich dann zum Friedhof zurück, um mich dort über die neuesten Katastrophen der Welt zu informieren. Dann würde ich zufrieden in der beruhigenden Zufluchtsstätte meines Grabes weiterschlafen.«

Ist es nicht großartig, das Bild von der beruhigenden Zufluchtsstätte des Grabes? Im Moment sind wir Alten ja an allem schuld: am Klimawandel, weil wir zu viel geflogen sind und zu dicke Autos gefahren haben, an der Naturzerstörung, wir sind zu viel gereist, wir haben zu viel Fleisch gegessen, zu viel Plastikmüll verursacht, wir haben auf Atomkraft gesetzt. Wir haben den Kapitalismus erfunden und den Gedanken, dass nur Wert hat, wer Leistung erbringt. Wir sind die Generation, die auf Kosten der Generation Z gelebt hat. Wir sind die Generation – aus jedem Theaterstück brüllt uns das neuerdings entgegen –, die »es« verkackt hat. Ich gebe zu bedenken, dass sich das Klischee manchmal sehr weit von der Wahrheit entfernt. Und darum klebt die zornige, angeblich letzte Generation sich jetzt in völligem Stillstand protestierend fest, eine der sinnlosesten Aktionen überhaupt? Und darum verunstaltet man Kunstwerke mit Farbe?

Wir Alten sind schuld? Ach ja? Wir haben (nein, die Radau-Combo The Who, Pete Townsend und Roger Daltrey haben) damals gesungen: *»People try to put us down / Just because we get around / Things they do look awful cold / I hope I die before I get old.«*

Wir kennen das Gefühl von Altersverachtung sehr gut, ihr

Lieben! Wir hatten es selbst, als wir unsere Professoren anschrien: *»Unter den Talaren / Muff von tausend Jahren.«*

Wir haben aber auch das aufgebaut, was ihr nach unserm Tod erbt, und das ist nicht nur eine kaputte Welt, das sind durchaus Werte, mit denen man etwas Gutes anstellen kann. Die Jungen waren immer im Vorteil – sie hatten das Leben, das wir hinter uns haben, noch vor sich. Harald Martenstein schrieb in einer seiner Kolumnen, nein, wir Alten seien im Vorteil: wir wissen, wie es war, jung zu sein. Die Jungen wissen nicht, wie es ist, alt zu sein. Aber niemand hat doch mit einer solchen Entwertung dieser Welt gerechnet – durch Kriege, Klimawandel, Schuldenberge, neuen Nationalismus. Die Jungen übernehmen eine sehr beschädigte Welt und sind deshalb heute gegen uns, und unsere Erinnerungen, schreibt Bovenschen, klingen für die Jungen *»wie eine Erzählung aus dem Dreißigjährigen Krieg«*.

Aber wir sind doch nicht nur die alten selbstsüchtigen Deppen, die den heute Jungen das alles eingebrockt haben, verdammt noch mal. Wir haben Greenpeace gegründet und Amnesty International, wir haben die Grünen erfunden und gegen das Waldsterben gekämpft, und wir zahlen viel Geld an Ärzte ohne Grenzen. Wir haben demonstriert gegen Kriege und Waffen. Wir haben die unterdrückte Sexualität befreit, die Ehe von der Verbindlichkeit und die Schwulen vom § 175. Und den § 218 haben wir auch geknackt. Und wir haben, gewagte Behauptung, auch nicht persönlich die Klimakrise zu verantworten. Das waren und sind vor allem die Großindustrien, weltweit, und zwar seit dem 19. Jahrhundert, ab der beginnenden Industrialisierung. Ob ich klimafreundlich heize, ist doch den

Chinesen egal. Sie setzen auf Wachstum, sie stoßen CO_2 aus, und nicht zu knapp. Die Tropenwälder werden abgeholzt. Bin ich schuld daran? Der Klimawandel ist nicht nur ein technisches, er ist ein soziales Problem – andere Länder wollen unseren Standard und heizen und holzen und produzieren drauflos. Das Umdenken muss nicht (nur) in der Kleinfamilie einsetzen, sondern vor allem bei den Milliardären, den Großkonzernen, den Industrien, die ausbeuten, verschmutzen, verdienen. Sie sind zuständig. Ich auch, ja, aber nicht bloß ich, wenn ich, was ich ja brav mache, meinen Müll trenne und zwei Grad weniger heize.

Schiebt uns Alten nicht die Schuld an allem zu. Und versucht, uns zu verstehen, wie wir versuchen, euch und euren Zorn zu verstehen. Sonst landen wir unversöhnt bei Theodor Fontane – sein Gedicht »Die Alten und die Jungen« beginnt so:

›Unverständlich sind uns die Jungen‹
Wird von den Alten beständig gesungen;
Meinerseits möchte ich's damit halten:
›Unverständlich sind mir die Alten‹!

Wahr ist: wir Alten neigen oft dazu, zu hartnäckig an unseren eigenen Überzeugungen festzuhalten und dem Neuen mit Argwohn zu begegnen. Ein Fehler, man muss sich davor hüten. Die intellektuellen Energien nehmen nicht ab, aber die Welt verändert sich immer schneller, und fast alle Wissensgebiete entwickeln sich mit so atemberaubender Geschwindigkeit, dass man einfach nicht mehr alles mitkriegen und verstehen kann. Man muss bestimmte Gebiete ausklammern und anderen das Wissen darüber überlassen, und manchmal muss man sich, wie es Norberto Bobbio so treffend sagt, *»unter Aufbietung aller Kräfte auf die Zehenspitzen stellen«*, um noch mitzukommen. Die veränderte heutige Welt stellt große Anforderungen an uns alle, intellektuell und psychisch.

Die Welt der Zukunft ist nicht mehr meine. Ein Grundgefühl der Überforderung, der Erschöpfung stellt sich ein, Thomas Mann nennt das im »Zauberberg« die *»Bleigewichte der Mühsal«*, die am Gemüt zerren. Heute ist Sicherheit mehr denn je weggebrochen, die stabilen Jahrzehnte sind vorbei, und unser Planet ist in Gefahr durch Pandemien, Kriege, Klimawandel, Flüchtlingselend und gefährliche Irre wie Donald Trump. Das macht etwas mit uns. Das macht auch das, was so euphorisch »Lebensabend« genannt wird, ungemütlich. Ist das Licht schon ausgemacht, ist der Lebensabend dunkel?

Die Welt der alten Menschen ist eine Welt der Erinnerung. Das heißt nicht, sich in Vergangenem verlieren, das heißt nicht, dem nachzutrauern, was nicht mehr zu ändern ist, das ist kein »Hätte ich doch« oder »Wäre ich nur«. Das Erinnern kommt von ganz allein, bei Marcel Proust durch eine in den Tee eingetauchte Madeleine. Das kennen wir doch alle: der Geruch einer bestimmten Sonnencreme, einer Süßigkeit, der Anblick einer Wolke, eines Baumes, ein bestimmtes Lied im Radio, und ganze Szenen aus der Kindheit tauchen wieder auf, die jahrzehntelang verschüttet waren, aber ganz offensichtlich in verborgenen Schubladen ruhten. Julien Green notiert, siebenundneunzigjährig, in seinem Tagebuch: *»Manchmal glaube ich, Namen, Einzelheiten zu vergessen, und plötzlich sind sie wieder da,* *völlig unversehrt. In Wirklichkeit schieben wir nur in den Hintergrund, was uns nicht mehr so sehr berührt. Man will vergessen, was einen beschwert, überflüssige Erinnerungen, zweitrangige Lektüren, und niemand, das ist ein Vorteil des Alters, hat mehr das Recht, uns zu tadeln.«*

Einmal im Theater hat es mich so überrumpelt, da roch jemand nach Veilchen, wie mein Vater, und ich habe die ganze Zeit weinen müssen und bin in der Pause gegangen.

Erinnerung ist auch ein Reichtum, was für wunderbare Schränke öffnen sich da!

Joan Baez sang:

> *(...) and we both know, what memories can bring:*
> *They bring diamonds and rust.*

Natürlich auch Rost, Erinnerungen an Wunden, an Kummer, an Schreckliches. Seltsamerweise überwiegt bei mir in der Erinnerung das Schöne. Die wenigen Spaziergänge mit meinen Eltern, als sie noch nicht getrennt waren, meine Mutter sang, mein Vater warf Zuckereier auf den Waldboden und behauptete, da sei eben ein Hase gelaufen, der die für mich gebracht hätte. Die Erinnerung an meine erste Liebe, ein schöner Junge aus der Nachbarklasse, der so wunderbar Klavier spielte, dass ich mir mein ganzes Leben lang wünschte, auch Klavier spielen zu können – mit vierzig habe ich dann endlich richtig damit angefangen. Meine Zukunft ist nur noch kurz, aber meine Erinnerungen wandern zurück und zeigen mir die Straßen, die ich schon gegangen bin, und ich verstehe den Sinn meines Lebens.

Die ewige Sinnfrage! Was soll das sein, der Sinn des Lebens? Dabei ist es so einfach: der Sinn des Lebens ist, das Leben zu leben, vom ersten Atemzug bis zum letzten. Die Japaner haben ein Wort dafür: *ikigai. Iki* heißt Leben, *gai* heißt Sinn. Das persönliche *ikigai* ergibt sich aus der Kombination von Leidenschaft und Aufgabe, Berufung und Beruf, das heißt: das Glück, den Sinn findet man, wenn man seine eigene Berufung findet. Dazu gehört, sein Leben zumindest in großen Zügen zu planen – alles haben wir nicht in der Hand, aber die Linie kann man schon vorgeben. Soll es mit oder ohne Familie sein? Was für ein Beruf? Ich weiß immer schon, dass ein Leben schiefgeht, wenn mir junge Menschen auf die Frage nach dem Berufswunsch sagen: irgendwas mit Medien. Ja, irgendwann macht man irgendwie irgendwas, leben wir im Zeitalter breiiger Verschwommenheit? Was für ein Ziel soll das sein? Irgendeins. Kann heikel werden …

Das JETZT ist wichtig. Das DAMALS und das SPÄTER gehören dazu, aber das JETZT ist im Moment am allerwichtigsten, die augenblickliche Situation zu leben und auszufüllen. Es gibt eine kleine Betrachtung dazu von Ernst Bloch, in »Spuren«, sie heißt »Eben jetzt«:

»Wann kommen wir denn an uns selber näher heran? Kommt man im Bett zu sich oder reisend oder zu Hause, wo uns manches wieder besser scheint? Jeder kennt doch das Gefühl, in seinem bewussten Leben etwas vergessen zu haben, das nicht mitkam und klar wurde. Deshalb erscheint auch oft so bedeutend, was man eben jetzt sagen wollte und einem entfallen ist. Und verlässt man ein Zimmer, in dem man länger gewohnt hat, so sieht man sich sonderbar um, bevor man geht. Auch hier bleibt noch etwas zurück, auf

das man nicht kam. Man nimmt es ebenso mit und fängt woanders damit an.«

In meinem Tagebuch von 1984 klebt ein aus der Zeitung ausgeschnittenes Interview, das Giovanni Grazzini damals mit Federico Fellini über das Alter führte, da war Fellini Mitte sechzig und erzählte von einem Zimmernachbarn in der römischen Pension, wo er derzeit wohnte. Der Mann war erst um die vierzig und hatte eine Todesangst davor, alt zu wirken. Fellini erzählt:

»Morgens sah ich oft, wie er im Schlafrock aus seinem Zimmer kam, die Tür hinter sich schloss und ein paar Minuten reglos mit der Hand auf der Klinke verharrte, um die Tür dann plötzlich wieder aufzureißen und den Kopf ins Zimmer zu stecken. Neugierig geworden, habe ich ihn eines Morgens gefragt, warum er das tue. Zuerst schien er keine rechte Lust zu haben, mir zu antworten, aber dann blickte er mir entschlossen in die Augen und sagte schließlich, dass er mit diesem plötzlichen Hineinstecken des Kopfes ins Zimmer, nachdem die Tür eine Weile geschlossen war, feststellen wolle, ob es darin nach Alter rieche. Er forderte mich auf, einen Test zu machen, und zog langsam die Türe zu: ›Schnuppern Sie mal, riecht es nach Alter?‹ «

Und Fellini gesteht im Interview, dass er seither auch ein paarmal den Test gemacht hätte und mit leichtem Herzklopfen in seinem verlassenen Zimmer nach Alter geschnüffelt hätte. Und dann erzählt er Grazzini noch ein paar wunderbare Anekdoten über das Alter und die Scherze, die er mit seinem Freund und Drehbuchautor Ennio Flaiano darüber gemacht hätte, um dann am Ende plötzlich zu staunen: *»Aber warum haben wir eigentlich mit dieser Frage angefangen?«* Weil Giovanni Grazzini ihn gefragt hatte, ob ihn das Älterwerden verdrießen würde.

Verdrießt es mich? Aber nein. Es beschenkt mich mit so vielen Möglichkeiten, und ich muss nicht die liebe alte Oma werden, die niemandem zur Last fällt. Ich kann so spöttisch und störrisch und kämpferisch bleiben, wie ich es mein Leben lang war – solange ich Lust und Kraft dazu habe. Unsere Gesellschaft ist offen genug, um mir keinen Verhaltenskodex mehr vorzuschreiben, wie er die Alten früherer Jahrzehnte, Jahrhunderte ins Abseits befördert hat. Ich nehme teil an dieser Welt, wie Cees Nooteboom es mit Recht fordert, solange ich in dieser Welt bin. Und ich muss nicht mehr jede neue Welle mitsurfen, das ist doch auch schön. Im Moment haben ja alle Depressionen, Lastenfahrräder und Gluten- oder wenigstens Laktoseunverträglichkeit. Das vergeht auch wieder, dann wird aus Depression vielleicht Melancholie, das Lastenfahrrad verschwindet in der Hölle der entbehrlichen Entsetzlichkeiten, und statt Gluten- und Laktoseunverträglichkeit könnten wir doch mal wieder, wie früher, auf die guten alten Erdbeeren allergisch reagieren. Dann würden nicht alle gesunde Brote backen und mir schenken wollen. Lasst es sein, *let it be,* ich hab's gern ein bisschen weniger gesund.

In einer Geschichte von Jane Campbell heißt es:

»Als ich ein Kind war, hatte niemand Allergien. Heutzutage gibt es Erdnussallergien, Milchallergien, Glutenallergien. Die Liste ist lang. Wir hatten nur Essen oder kein Essen.«

Ich denke, wir leben in übervorsichtigen, vielleicht auch etwas hysterischen Zeiten. Die Welt ist in einem miserablen Zustand, angeführt von einem Haufen verantwortungsloser reaktionärer und zunehmend nationalistischer Politiker (Ungarn, Niederlande, Italien, Israel, Polen, Russland, und der Himmel bewahre die Welt vor dem orangefarbenen, manierenlosen Scheusal aus den USA!), und wir pflegen unsere Allergien, Zipperlein, Ressentiments? Es ist so armselig, so überflüssig.

Ich finde es auch schön, wenn ich all der Nachrichten, Zumutungen, Überflüssigkeiten und Nichtigkeiten des Tages müde bin, ab und zu eine zu rauchen, ein bisschen zu viel zu trinken und auch mal nicht angeschnallt zu fahren. Das rundum Versicherte, Gesunde, *woke*, Brave geht mir schon auch sehr auf den Wecker, und ich freu mich jetzt schon auf die empörten Briefe, die ich dazu kriege und, das sollten Sie wissen, nicht beantworten werde. Ich bin keine nette Alte. Ich bin ich, wie immer. Und ich halte es mit dem Schriftsteller Julien Green, dessen kluge Tagebücher in letzter Zeit auf meinem Nachttisch liegen, und da las ich gestern Abend, kein Zufall: »*Das Alter bringt eine nicht zu unterschätzende Genugtuung mit sich: Man ist zu nichts mehr verpflichtet. Als junger Mensch weiß man sich natürlich zu arrangieren, auch wenn man gewisse Gepflogenheiten und Zwänge beachten muss. Jetzt, in meinem Alter, ist das Wort Zwang aus dem Wörterbuch verschwunden. (...) Inzwischen weigere ich mich endgültig, Briefe zu schreiben, außer in Fällen unumgänglicher Notwendigkeit.*«

Ich schreibe noch Briefe, aber auf Bosheiten und Besserwissereien reagiere ich auch nicht mehr. Und vieles geht mir im Alter wie schon in den jungen und mittleren Jahrzehnten, ja, sorry: einfach am Arsch vorbei. Ich kann nicht alle Menschen mögen und will nicht von allen Menschen gemocht werden. Cees Nooteboom schreibt: »*Manchmal, wenn ich eine Familie im Restaurant sehe, und jeder hängt an seinem Handy, dann spüre ich schon: Es entstehen Menschen, die ich nicht kennen möchte. Und die wissen auch von meiner Welt nichts mehr. Damit ist man ungültig geworden. Das spürt man. Das ist eine Form der Beleidigung, die so nicht gemeint ist, aber trotzdem so ist. Gleichzeitig gibt es immer schöne Ausnahmen. Die suche ich, weil ich Optimist sein möchte.«*

Es ist nicht leicht, angesichts der Veränderung von Welt und Gesellschaft noch Optimist zu sein. Dass wir ab und zu in tiefe Niedergeschlagenheit versinken, heißt doch aber nicht, dass unser ganzes Leben misslungen ist. Wir sind nur, nun ja: momentan ein wenig überfordert. Reichlich überfordert. Aber, auch das sei ehrlich gesagt: wir über Achtzigjährigen sind zwar auch traurig, auch erschrocken, auch betroffen, aber wir sind nicht mehr zuständig. Die Sachen ins Lot bringen müssen die Jungen, so wie wir es früher auch mussten – in der Auseinandersetzung mit den Altnazis in unserer Jugend, nach diesem Krieg, in unseren Demos gegen die Stationierung von Atomraketen auf deutschem Boden, in unserm Kampf gegen die verbrecherischen Kriege, die die USA in Asien führten, hierzulande gegen Notstandsgesetze, für Menschenrechte und das Recht auf Abtreibung. Ich finde, wir haben gute Arbeit geleistet und sind nicht allein schuld an dem ganzen jetzigen Kuddelmuddel.

Gottfried Benn hat 1953 seinen berühmten Essay »Altern als Problem für Künstler« verfasst, große Teile daraus tauchen ein Jahr später in einem Vortrag in Bern für das Schweizer Radio wieder auf. Darin heißt es:

»Ich beginne mit der Frage: Wann fängt eigentlich das Alter

an? Die sechsundvierzig Jahre, nach denen Schiller starb, die sechsundvierzig Jahre, nach denen Nietzsche schwieg, nach denen Shakespeare seine Arbeit beendete, um dann noch fünf Jahre als Privatmann zu leben, die sechsunddreißig Jahre, nach denen Hölderlin erkrankte, sind kein Alter. Aber mit Arithmetik allein kommt man unserer Frage natürlich nicht näher.«

Und er zählt die früh verstorbenen Künstler auf, die kein Alterswerk schaffen konnten und dennoch vollendet waren – Novalis, Mozart, Chopin, Jens Peter Jacobsen, Schubert, Büchner, Raffael, Apollinaire, Shelley, Byron, Kleist, Schumann, Puschkin, van Gogh – endlos die Reihen, die sich da früh schon lichten. Aber, auch das sagt Benn und betont: *»Ich teile Ihnen diese Beobachtung nicht als Tiefsinn oder Metaphysik mit, sondern einfach deswegen, weil sie interessant ist.«* Interessant nämlich auch, dass es unter den großen Berühmtheiten der Kunst auch sehr viele Alte und Uralte gibt, noch dazu in Zeitaltern mit deutlich geringerer Lebenserwartung als etwa heute. Und Benn untersucht in seinem Vortrag, was also Altern oder eben Nichtaltern speziell für Künstler bedeutet. Michelangelo schuf mit neunundachtzig genauso ergreifende Werke wie schon mit fünfundzwanzig, der alte Bach aber zahlte mit großer Melancholie den teuren Preis für eine sehr früh schon erreichte Vollkommenheit. (Und mir fällt gerade das wunderbare Zitat von Picasso ein, der sagte, er habe mit zwölf Jahren schon malen können wie Raffael und sein ganzes langes Leben gebraucht, um wieder malen zu können wie ein Kind.) Benn wirft auch einen Blick auf sogenannte Lebensabende von Künstlern, die meist durch Krankheit, Armut, Alkohol gezeichnet waren. Und er kommt zu einem, wie ich finde, wunderbaren Schluss, als großer Benn-Fan möchte ich ihn aus der Rede in Bern zitieren:

»*Alle Alten, von denen ich sprach, haben sich der Tatsache ihres Daseins und ihres Alters nicht entzogen, haben gearbeitet, (…) haben gelebt, als ob der Tag da wäre, ihr Tag. Allen den Großen, von denen ich sprach, auch den zerrissenen, den luziferischen, auch den Dämonen wird es nicht verwehrt sein können, sich zum Schluss auf einen Satz der Kirchenväter zu berufen, der vielhundertjährigen, der Alten: non confundar in aeternum – : Auch ich werde nicht in Ewigkeit verworfen werden.*«

Ein letzter Tag-: spätglühend, weite Räume,
ein Wasser führt dich zu entrücktem Ziel,
ein hohes Licht umströmt die alten Bäume
und schafft im Schatten sich ein Widerspiel,
von Früchten nichts, aus Ähren keine Krone,
und auch nach Ernten hat er nicht gefragt-,
er spielt sein Spiel, und fühlt sein Licht und ohne
Erinnern nieder – alles ist gesagt.
(letzte Strophe aus dem Gedicht »Abschied«
von Gottfried Benn)

* * *

Meine Mutter hat zwanzig Jahre lang – von ihrem siebzigsten Geburtstag bis zu ihrem neunzigsten – jedes Jahr geseufzt: »Dieses Weihnachten ist mein letztes.« Ich ertappe mich dabei, während laut kreischend die Zugvögel über mein Haus fliegen, die Kraniche, die Wildgänse auf ihrer Reise in den Süden, im Garten zu stehen, ihnen nachzusehen und zu denken: hoffentlich stehe ich hier noch, wenn ihr im März zurückkommt.

Ich freu mich jedes Jahr darauf, und ich denke jedes Jahr: wie oft noch?

Und: ist es wichtig? Nein, nicht mehr. Mit achtzig muss man loslassen können. Der Countdown läuft, der Pfeil fliegt.

So weit dies!